Mäurer/Mäurer   Der Schlaganfall

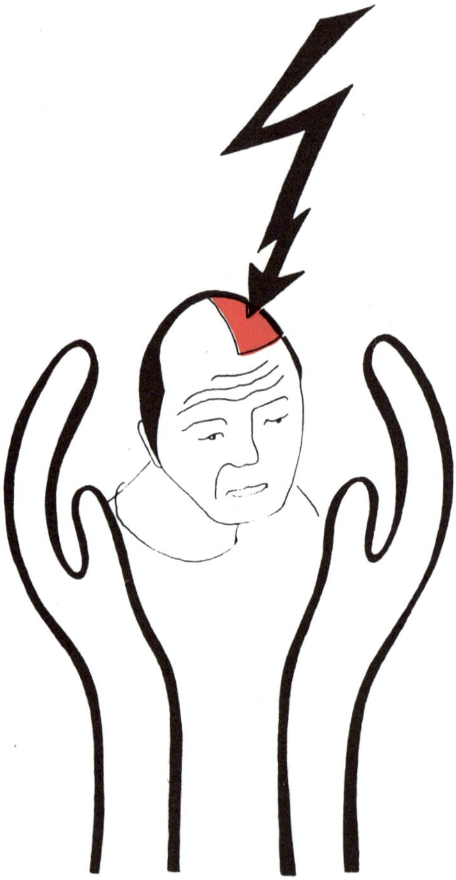

Prof. Dr. med. Horst-Christian Mäurer
Dipl.-Ing. René Mäurer

Der Schlaganfall

Ursachen, Vorbeugung, die Behandlung
im Krankenhaus
Rehabilitation und Rückkehr in den Alltag
Ein Ratgeber für Patienten und Angehörige

TRIAS THIEME HIPPOKRATES ENKE

Anschrift der Autoren:

Prof. Dr. med. Horst-Christian Mäurer
Dipl.-Ing. René Mäurer
Adolfstraße 21
D-1000 Berlin 37

Umschlaggestaltung und
Konzeption der Typographie:
B. und H. P. Willberg, Eppstein/Ts.

Umschlagzeichnung:
Friedrich Hartmann, Stuttgart

Textzeichnungen:
Charlotte Kollmorgen, Berlin

CIP-Titelaufnahme der Deutschen Bibliothek:

Mäurer, Horst-Christian:
Der Schlaganfall : Ursachen, Vorbeugung, die Behandlung im Krankenhaus, Rehabilitation und Rückkehr in den Alltag ; ein Ratgeber für Patienten und Angehörige / Horst-Christian Mäurer ; René Mäurer. – Stuttgart : TRIAS – Thieme Hippokrates Enke, 1991
NE: Mäurer, René:

Satz und Druck:
Druckhaus Götz KG,
D-7140 Ludwigsburg
(Linotype System 5 [202])

ISBN 3-89373-148-2 1 2 3 4 5 6

Wichtiger Hinweis:

Wie jede Wissenschaft ist die Medizin ständigen Entwicklungen unterworfen. Forschung und klinische Erfahrung erweitern unsere Erkenntnisse, insbesondere was Behandlung und medikamentöse Therapie anbelangt. Soweit in diesem Werk eine Dosierung oder eine Applikation erwähnt wird, darf der Leser zwar darauf vertrauen, daß Autoren, Herausgeber und Verlag große Sorgfalt darauf verwandt haben, daß diese Angabe dem Wissensstand bei Fertigstellung des Werkes entspricht.

Für Angaben über Dosierungsanweisungen und Applikationsformen kann vom Verlag jedoch keine Gewähr übernommen werden. Jeder Benutzer ist angehalten, durch sorgfältige Prüfung der Beipackzettel der verwendeten Präparate und gegebenenfalls nach Konsultation eines Spezialisten festzustellen, ob die dort gegebene Empfehlung für Dosierungen oder die Beachtung von Kontraindikationen gegenüber der Angabe in diesem Buch abweicht. Eine solche Prüfung ist besonders wichtig bei selten verwendeten Präparaten oder solchen, die neu auf den Markt gebracht worden sind. Jede Dosierung oder Applikation erfolgt auf eigene Gefahr des Benutzers. Autoren und Verlag appellieren an jeden Benutzer, ihm etwa auffallende Ungenauigkeiten dem Verlag mitzuteilen.

Einführung 9

Was Sie von der Krankheit wissen sollten 12

Wo tritt der Schlaganfall auf? 12

Die Ursachen des Schlaganfalls 22

Risikofaktoren 24

Das Erscheinungsbild (die Symptome) des Schlaganfalls 36

Der Schlaganfall tritt auf 39

Im Krankenhaus 41

Auf der Intensivstation 41

Behandlung auf der Allgemeinstation 46

Die ersten Besuche im Krankenhaus 51

Rehabilitation statt Resignation –
Umgang mit der Behinderung 55

Das Behandlungsteam während der Rehabilitation 57

Die ärztliche Betreuung 59
Krankenpflege 61
Die Krankengymnastik 62
Ergotherapie 69
Sprachtherapie (Logopädie) 77
Diättherapie 84
Die klinische Psychologie 86
Kunsttherapie/Collagen-Therapie 91
Lernen – eine Behandlung 97
Hilfen durch den Sozialarbeiter 99

Das neue Verhältnis zwischen dem Betroffenen und seinen Angehörigen 103

Wo kann die weitere Rehabilitation durchgeführt werden 107

Rehabilitation zu Hause 107

Die Familie 109

Die Wohnung 110

Hilfsmittel und ihre Anwendung 117

Betreuung durch eine Sozialstation 133

Der Rollstuhl 135

Die Krankenwohnung 136

Die Tagesklinik 137

Das Pflegeheim (Stationäre Pflege) 138

Neue Fragen und Probleme tauchen auf 141

Kann eine Außenseitertherapie helfen? 141

Rund um den Urlaub 141

Der Gebrauch von Genußmitteln 144

Kann Sport betrieben werden? 145

Liebe und Befriedigung 147

Der Beitritt zu Selbsthilfegruppen 151

Wer ist für die Krankheit und die Rehabilitation zuständig? 152

Drei Jahre nach dem Schlaganfall. Eine Zwischenbilanz aus der Sicht einer Betroffenen 155

Verzeichnis von Rehabilitationseinrichtungen für Schlaganfallpatienten 161

Adressen, die weiterhelfen können! 164

Welche Bücher kann man noch lesen? 167

Sachverzeichnis 168

Einführung

Den Ausdruck »Schlaganfall« haben Sie sicher schon im Gespräch mit Bekannten, sei es auf der Straße oder bei einem abendlichen Besuch, gehört. Meist wird er mit bedeutungsschwerer Stimme ausgesprochen und ist mit Zeichen von Hoffnungslosigkeit verbunden. *Ist es wirklich so?*

Der Schlaganfall hat viele Gesichter.

Er kann so plötzlich, wie er aufgetreten ist, vielleicht schon nach Minuten, ohne Folgen verschwinden. Er kann Folgen haben, die den Betroffenen monatelang, ja jahrelang behindern. Er kann auch ohne oder mit geringen Folgen ausheilen. Schließlich kann er auch tödlich sein oder den Betroffenen zum Pflegefall machen.

Ein Schlaganfall kann die verschiedensten Ursachen und Gründe haben.

Er trifft in der Regel den älteren Menschen. Nur etwa 5% der Schlaganfallpatienten sind jünger als 45 Jahre. Gerade bei älteren Menschen bestehen oft schon vorher Behinderungen in verschiedenen Körperbereichen. Sie betreffen:

- den Bewegungsapparat mit den Gelenken, der Muskulatur, den Bändern und den Knochen,
- Herz und Kreislauf als Infarkt, Herzmuskelschäden, Bluthochdruck und Arteriosklerose,
- die Atmung, zum Beispiel durch die Folgen einer chronischen Bronchitis (Raucher)
- psychisch labile Menschen. Es fehlt der Wunsch nach körperlicher und geistiger Aktivität. Die Grundstimmung ist eher traurig, der Zukunftsglaube fehlt. Die Aufnahmefähigkeit für neue Eindrücke ist oft gemindert. Die Lernfähigkeit ist bei zunehmender Vergeßlichkeit ebenfalls eingeschränkt.

Im deutschsprachigen Raum sind jährlich Hunderttausende vom Schlaganfall betroffen.

Bei den Todesursachen in der Bundesrepublik steht der Schlaganfall an dritter Stelle nach den Erkrankungen der Bewegungsorgane und des Herzens einschließlich der Gefäße.

Neben Gesprächen im Bekanntenkreis werden Sie außerdem in den Medien wie Presse, Hörfunk und Fernsehen über die Erkrankung informiert. Doch oft sind es Halbwahrheiten, die Sie erschrecken. Deshalb erfahren Sie nun Näheres, denn Halbwissen oder Unwissenheit macht Angst; und die Angst ist ein schlechter Begleiter. **Wissen jedoch kann helfen, die Angst zu vermindern und den Umgang mit ihr zu erleichtern.**

Sie sind der Mittelpunkt dieses Buches, gleich ob Frau oder Mann, jung oder alt, mit oder ohne Schlaganfall. Dies soll ein Ratgeber sein, den man vorsorglich lesen kann, um alles Menschenmögliche zur Verhinderung eines Schlaganfalls zu tun. Als Betroffener werden Ihnen Wege gezeigt, mit den Folgen der Krankheit besser fertig zu werden. Als Partner eines Betroffenen gibt es Ihnen Hinweise für den richtigen Umgang mit dem Ereignis und für die notwendige Betreuung. Er ist sozusagen ein Reiseführer in einer für Sie völlig fremden Welt.

Wegen der vielen Gesichter des Schlaganfalls wird sich, um anschaulich zu bleiben, eine typische und beispielhafte Situation durch das ganze Buch hindurchziehen. Es ist dies der Schlaganfall, der die linke Gehirnhälfte betroffen und zu einer Lähmung der rechten Körperseite geführt hat. Als Sonderfall ist die mit dieser Lage des Schlaganfalls in einem Viertel der Fälle verbundene Sprachstörung erwähnt.

Noch ein Wort zu der Bezeichnung der Menschen, die Ihnen bei Ihrer Behandlung und Rehabilitation helfen. Der Einfachheit halber werden in diesem Buch mal männliche, mal weibliche Berufsbezeichnungen benutzt. In der Realität sind in den Berufssparten beide Geschlechter gleich häufig vertreten.

»Da trifft mich doch der Schlag!«

Mit diesem Ausspruch wollen Sie sagen, daß Sie etwas ganz plötzlich wie aus heiterem Himmel getroffen hat. Dies gilt auch für den Schlaganfall. Schon im Mittelhochdeutschen zwischen 1200 und 1300 n. Chr. war dieser Ausdruck als »Scglag« bekannt. Er ist die Übersetzung eines griechischen Wortes, das der von den Ärzten gebrauchten

Bezeichnung *Apoplexie* entspricht. Der berühmte griechische Arzt Hippokrates, der um 400 v. Chr. lebte, hat diesen Ausdruck für Krankheitsbilder benutzt, die dem Geschehen beim Schlaganfall sehr ähnlich waren, und er hat schon damals das Gehirn als Sitz der Krankheit vermutet.

Im Wörterbuch des Altgriechischen ist für das Wort »Apoplexie« als Übersetzung »vom Schlage gerührt, betäubt, niedergeschlagen, betroffen, bestürzt, schlaff« zu finden. Es sind alles Ausdrücke, die auch Sie im Zusammenhang mit dem Ereignis benutzen.

Im 17. Jahrhundert tauchte dann in Deutschland der Ausdruck *Schlagfluß* auf, der in manchen Gegenden noch heute gebraucht wird. In Württemberg ist für eine leichte Form auch jetzt noch die Bezeichnung *Schlägle* gebräuchlich.

Da wir nun einmal bei den Worten sind; auch *Hirnschlag* kann man sagen, und ihr Arzt benutzt auch noch den Begriff *apoplektischer Insult.* Das erste Wort ist bereits erklärt, das zweite kommt aus dem Lateinischen und will vermitteln, daß diese Krankheit den Menschen anspringt. Es ist also eine Verstärkung. Der ebenfalls benutzte Ausdruck *zerebraler Insult* weist auf den Ort des Geschehens hin, das Gehirn. Schließlich gebraucht der Arzt für eine aufgetretene Halbseitenlähmung als Folge des Schlaganfalls den Ausdruck *Hemiplegie,* ist diese unvollständig, sagt er *Hemiparese.*

Was Sie von der Krankheit wissen sollten

Wo tritt der Schlaganfall auf?

Der Schlaganfall findet im Gehirn statt. Um verstehen zu können, was im Krankheitsfall im Gehirn vorgeht, sollen Sie zunächst etwas über die normalen Verhältnisse erfahren.

Normale Vorgänge

Das Gehirn besteht im wesentlichen aus Groß- und Kleinhirn. Das Großhirn ist mit zwei Halbkugeln vergleichbar, zwischen denen ein Balken mit etwa zweihundert Millionen Nervenfasern die Brücke von Gehirnhälfte zu Gehirnhälfte schlägt. Deren äußere Schicht ist die nervenzellhaltige Großhirnrinde, innen liegt das nervenfaserhaltige Mark. Das Kleinhirn ist eine wichtige Sammelstelle von Meldungen, die von den »Außenstellen« des Körpers kommen und die das Gleichgewicht steuern.

Die Arbeit des Gehirns hängt überwiegend von der *Durchblutung* ab. Die Durchblutung wiederum wird von unserem Kreislauf aufrecht erhalten. Die wichtigste Aufgabe des Kreislaufs ist der Transport von verschiedensten Stoffen im Körper und zum Gehirn.

Die Bedeutung des Gehirns für den Menschen läßt sich aus dem Verhältnis der Gehirndurchblutung zur Gesamtdurchblutung des Körpers ermessen. Das Herz des Erwachsenen bewegt in der Minute ca. 6 Liter Blut in die verschiedensten Körperabschnitte. Das sind in 24 Stunden fast 9000 Liter. Obwohl das Gehirn nur etwa zwei Prozent des Gesamtkörpergewichtes ausmacht, beansprucht es fast 14% dieser Blutmenge, rund 1300 Liter in 24 Stunden. Der Grund ist die Tatsache, daß es nicht nur rund 20% des eingeatmeten Sauerstoffs, sondern auch etwa 25% der im Blut kreisenden Glukose (Traubenzucker) für die Aufrechterhaltung seiner Arbeit verbraucht. *Der Traubenzucker ist unter normalen Bedingungen die einzige Substanz, die vom Gehirn zur Energiegewinnung benutzt wird.*

Die Versorgung des Gehirns findet über zahlreiche Blutgefäße, die *Schlagadern,* statt. Stellen wir uns die Schlagadern als Kanalsystem vor, in dem das Blut fließt. Dieses Kanalsystem ist wie das einer Stadt in immer feinere Verzweigungen gegliedert. Für bestimmte Objekte der Stadt, die von lebenswichtiger Bedeutung sind, wird man Reserveleitungen haben, die nur in Notfällen benutzt werden. So können bestimmte Viertel einer Stadt über Umgehungsleitungen versorgt werden, wenn ein größerer Strang einmal ausfällt. Diese Möglichkeiten besitzt auch das Gehirn. Normalerweise fließt Blut durch die »Wirbel-

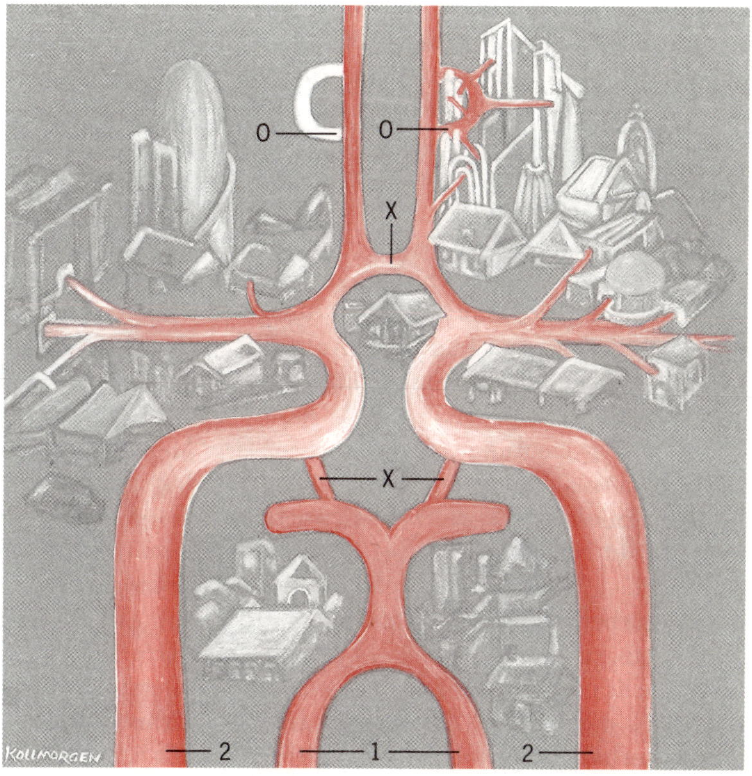

Schlagadern durchziehen den Körper wie das Kanalsystem einer Stadt. Es gibt Verbindungen (×) und Umgehungen (○). (1 = Wirbelsäulenschlagadern, 2 = innere Halsschlagadern).

säulenschlagadern« zur Versorgung der hinteren Gehirngebiete und von den »inneren Halsschlagadern« zu den mittleren und vorderen Gehirngebieten. Beide Schlagadern sind paarig angelegt (rechts und links) und beide Systeme sind untereinander verbunden. Man kann deutlich erkennen, daß das Blut über Verbindungsrohre in alle Gehirngebiete fließen kann. Es gibt auch Umgehungskreisläufe, Reserverohre, die normalerweise nicht benutzt werden und sich nur im Notfall öffnen. Im oberen Teil des Bildes ist dies beispielhaft dargestellt. Im ganzen Körper gelangen mit dem Blut Sauerstoff, Glukose (Traubenzucker) und andere wichtige Stoffe über die Schlagadern zu den feinsten Gefä-

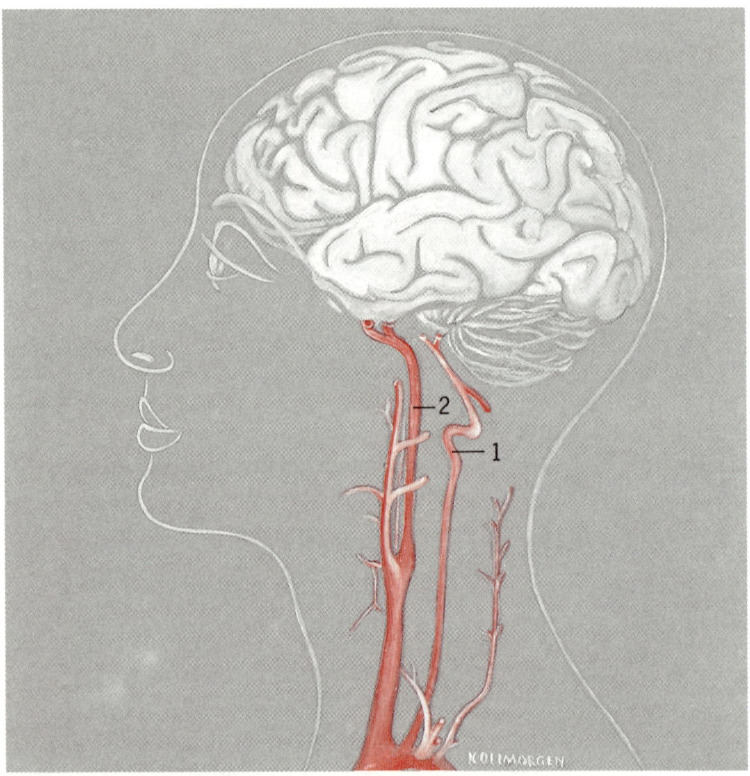

Auf jeder Seite des Kopfes befinden sich zwei Hauptgefäße.
(1 = Wirbelsäulenschlagader, 2 = innere Halsschlagader).

ßen, den Kapillaren, und durch deren Wände in das Gewebe. Dies erfolgt auch im Hirngewebe, wo sie für die Tätigkeit des Gehirns benötigt werden.

Der *Körperkreislauf* ist von der Arbeitsbelastung abhängig. Sie merken es selbst, wenn das Herz, der Motor für den Kreislauf, beim Gehen schneller schlägt. Gleiches können Sie bei seelischer Belastung beobachten. Wenn Sie aufgeregt sind, kann die Haut ganz rot (starke Durchblutung) oder ganz blaß (geringe Durchblutung) werden. Beides, das Körperliche wie das Seelische, wirken sich auf den Gehirnkreislauf weniger aus, denn die Hirndurchblutung zeigt sehr viel geringere Schwankungen als die Durchblutung im übrigen Körper.

Der Hinweis auf den Kreislauf im übrigen Körper hat noch eine besondere Bedeutung, denn das Herz, das diesen Kreislauf aufrecht erhält, steht im Mittelpunkt. Von dort kommen die Schlagadern, die sich immer weiter verzweigen, auch bis ins Gehirn. Wenn sich in diesen Adern Krankheitsprozesse abspielen, wirkt sich dies auch auf das Gehirn aus. Sie werden darüber bei der Frage nach den Ursachen des Schlaganfalls mehr erfahren.

Was geschieht im Gehirn?

Wäre dieses Buch vor einem Jahrzehnt geschrieben, hätte ich Ihnen nur Lückenhaftes über die Arbeit des Gehirns mitteilen können. In den letzten 10–15 Jahren ist jedoch mit Hilfe moderner Techniken und genialer Ideen eine neue Welt der Erkenntnisse eröffnet worden. Bekannt war, daß die Steuerung der Bewegung (Motorik) vom Gehirn ausgeht und das Fühlen (Sensibilität) dorthin gemeldet wird. Viele andere Funktionen des Gehirns sind durch diese neuen Erkenntnisse verständlicher geworden, dazu gehören:

- das Wahrnehmen von Eindrücken,
- die Verarbeitung solcher Wahrnehmungen,
- die Tatsache, daß sich Hirngewebe begrenzt erneuern kann,
- das Lernen, das Gedächtnis, das Verhalten und die Gefühlsbewegungen.

Alle beschriebenen Funktionen gehen mit einer zwar sehr geringen, aber mit modernen Geräten meßbaren erhöhten Durchblutung einher, so daß man besser feststellen kann, welche Bereiche des Gehirns welchen Aufgaben zugeordnet sind.

Doch wie sieht es mit dem Bau des Gehirns und seiner Struktur aus? Schon lange sind die groben Strukturen der beiden Halbkugeln des Gehirns, die miteinander verbunden sind, und deren Anhangsgebilde bekannt. Eine neuere Erkenntnis ist, daß jede Hälfte bestimmte Merkmale besitzt, die nur ihr eigentümlich sind. So sind in der linken Gehirnhälfte die Funktionen für Sprache, Lesen, Schreiben, Rechnen und logisches Denken angeordnet. In der rechten Gehirnhälfte liegen die Zentren für das räumliche und bildhafte Denken, die Aufmerksamkeit, die Möglichkeit, außer durch die Sprache die Kontakte zu anderen Menschen aufzunehmen, und individuelle Eigenschaften des Charakters. Die Übergänge von den ankommenden Empfindungen (Sensibilität) zu den abgehenden Impulsen für die Bewegung (Motorik) finden sich in beiden Großhirnhälften, jedoch für die linke Körperhälfte in der rechten und für die rechte Körperhälfte in der linken Seite.

Der Feinaufbau des Gehirns, Nervenzellen und Nervenfasern

Seit der Erfindung des Elektronenmikroskops wissen wir entscheidend mehr über den feinen Aufbau des Gehirns. Es besteht aus einem Netzwerk von Nervenzellen mit ihren Ausläufern, den Nervenfasern. Nervenzelle und Nervenfasern werden als *Neuron* bezeichnet. Ein ganzes Bündel solcher Nervenfasern bilden einen *Nerv*. Nerven sind wie Straßen. Mit dem Elektronenmikroskop konnte die Bauweise dieser »Straßen« erkannt werden. Der Verkehr, der sich auf diesen Straßen abspielt, sind die Signale, die vom Gehirn bis in die äußersten Stellen des Körpers als Befehl gelangen, aber auch von dort als Empfindung zurückgeleitet werden. Sie sind als Kombination von elektrischen Vorgängen mit chemischen Stoffen, den Botenstoffen, erkannt worden.

Ein Teil dieser Nerven, die vom Gehirn kommen, laufen in einem dicken Strang hinter den Wirbelkörpern entlang. Sie sind durch eine knöcherne Ummantelung geschützt. Stellen wir uns die Wirbel-

schädel = kafatasi.

säule wie einen Turm vor, so verlassen Stockwerk um Stockwerk (d.h. Wirbelkörper um Wirbelkörper) Nervenstränge diese schützende Hülle, wobei sie Geflechte bilden, von denen dann die wichtigen Körpernerven, zum Beispiel für die Arme und Beine, abgehen. Den mächtigsten dieser Nerven kennen wir alle: Es ist der Ischiasnerv. Er kommt aus dem Geflecht der unteren Wirbelsäule (Kreuzbeingeflecht). »Ich habe Ischiasschmerzen« sagen wir und meinen die Schmerzen, die vom Steißbein in den Oberschenkel und den Fuß ziehen.

Die Nervenfasern zu und von den Körperabschnitten kreuzen im Schädel. So kommen sie von der rechten Körperhälfte in die linke Großhirnhälfte und umgekehrt. Ein anderer Teil der Nerven tritt schon im Schädel aus. Auch von diesen kennen Sie sicher einige Namen. Dazu gehören die Sehnerven, die die Empfindungen von den Augen zum Gehirn leiten, sowie die Geruchs-, Geschmacks- und Gehörnerven. Andere gehen zu den Gesichtsmuskeln und zur Zunge und ermöglichen uns, Laute zu formen und zu sprechen. Das sogenannte autonome Nervensystem, auch vegetatives Nervensystem genannt, steuert Atmung, Kreislauf, Verdauung, Drüsentätigkeit und andere Funktionen. Die Geschwindigkeit, mit der Befehle und Empfindungen durch die Nerven geleitet werden, liegt bei maximal 120 m in der Sekunde, also bei 432 Stundenkilometern. Dies ist zwar niedriger als die Schallgeschwindigkeit in der Luft, doch schnell genug, um einem Ball, der auf einen zufliegt, noch rechtzeitig ausweichen zu können.

Bei diesen Zusammenhängen liegt es nahe, daß Störungen der Arbeit des Gehirns sich auf Bewegungen, die durch die Muskeln ermöglicht werden, ebenso auswirkt wie auf Empfindungen. Das Wissen, einen Arm zu haben, selbst wenn die Augen geschlossen sind, ist auch ein Teil der Gehirnarbeit. Fehlverhalten in der Bewegung und Fehlverhalten im Bereich der Empfindungen werden uns noch weiter beschäftigen.

Damit soll es mit der Beschreibung der normalen Vorgänge genug sein. Sie mußten allerdings etwas von ihnen wissen, um die krankhaften Vorgänge, die nun beschrieben werden, zu verstehen.

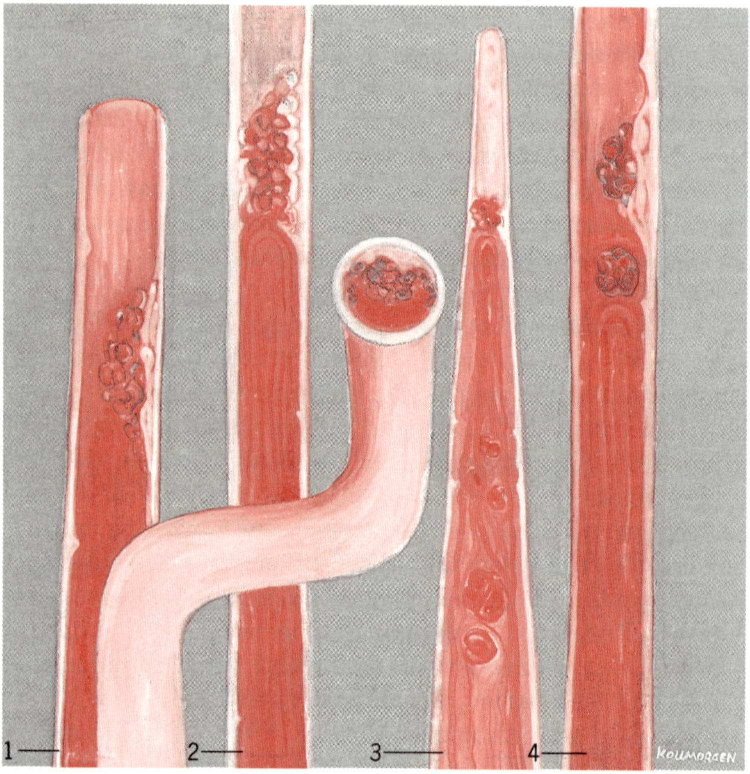

Durchflußstörungen: 1 = Einengung im Gefäß, 2 = Verschluß des Gefäßes, 3 = ein Fremdkörper ist größer als der Durchmesser des Gefäßes, 4 = ein Fremdkörper bleibt an einer Einengung hängen.

Krankhafte Vorgänge

Es läßt sich erkennen, daß die Arbeit des Gehirns komplett von einer gleichmäßigen und ausreichenden Durchblutung abhängig ist. Zum weiteren Verständnis muß man sich also fragen, wodurch die Durchblutung beeinträchtigt wird und welche Hindernisse es in den Gefäßen geben kann. Sehen wir uns dazu noch einmal die Zeichnung des Kanalsystems an. Es ist klar, daß der Fluß behindert sein muß, wenn vom Rand der Rohre verkrustete Vorwölbungen den Durchmesser einengen. Verschließen diese das Rohr, so ist der Fluß unterbrochen.

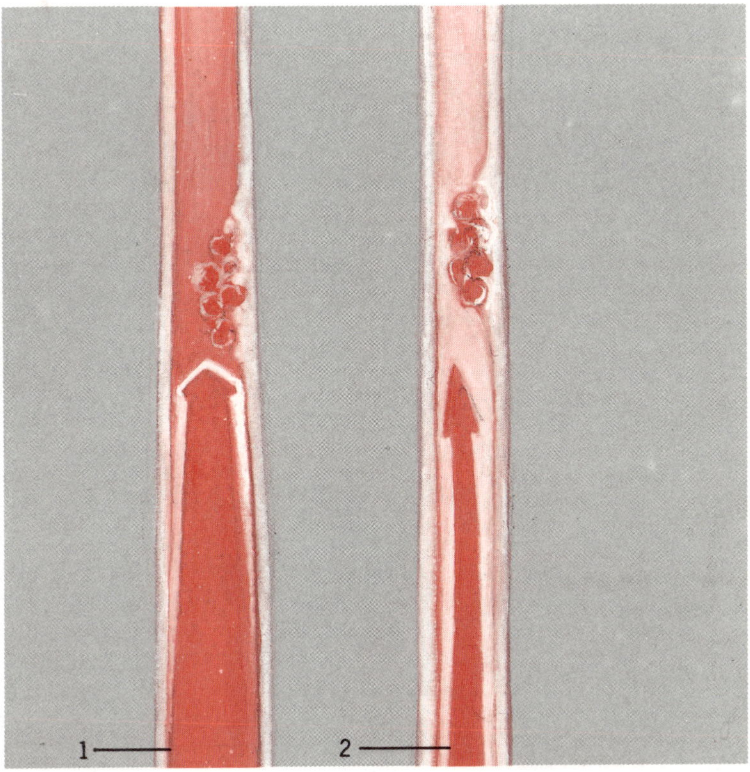

Ist der Blutdruck hoch genug, fließt das Blut durch die Enge (1).
Bei niedrigem Blutdruck ist der Blutstrom hinter der Enge geringer (2).

Solche Vorwölbungen gibt es auch in den Schlagadern. Sie sind typisch für die Gefäßverkalkung, die in der Medizin *Arteriosklerose* genannt wird. Diese Vorwölbungen können die Schlagader verschließen, die Blutzufuhr ist dann unterbrochen. Damit wird ein bestimmter Gehirnabschnitt von der für ihn notwendigen Versorgung mit Sauerstoff und Traubenzucker abgeschnitten.

Doch Verschlüsse, »Rohrverstopfungen«, können auch, wie Sie aus dem täglichen Leben wissen, anders entstehen: Fremdkörper fließen unbehindert mit der Strömung durch das Rohr, solange sie kleiner

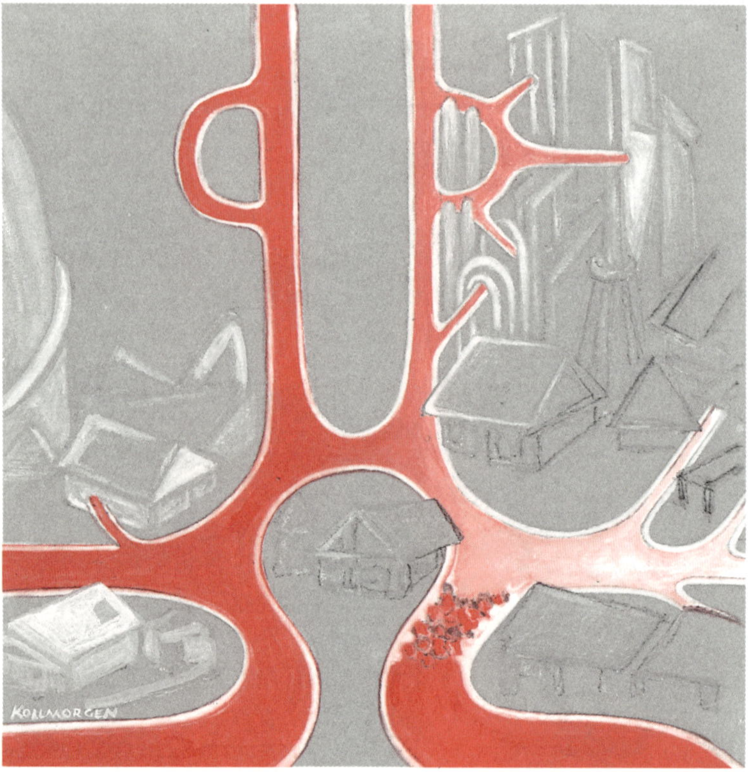

Bei einem Gefäßverschluß wird die Blutversorgung von anderer Seite notdürftig aufrechterhalten.

als der Durchmesser sind. Der Rohrdurchmesser ist aber nicht konstant, er wird, je weiter weg wir uns von der Zentrale befinden, immer enger, und so bleibt der Fremdkörper schließlich stecken und unterbricht den Fluß. Der Fremdkörper kann auch an einer der schon erwähnten Vorwölbungen hängen bleiben und so den schon behinderten Durchfluß ganz unterbrechen. Auch in der Schlagader können manchmal solche Fremdkörper schwimmen. Sie kommen zum Beispiel von den Herzklappen, wo sie sich als Ablagerungen, *Thromben,* gebildet hatten und später lösten. Solch ein losgelöster Gefäßpfropf, der vom Blutstrom mitgerissen wird, heißt *Embolus.* Durch ihn kann ein Gefäß verschlossen werden.

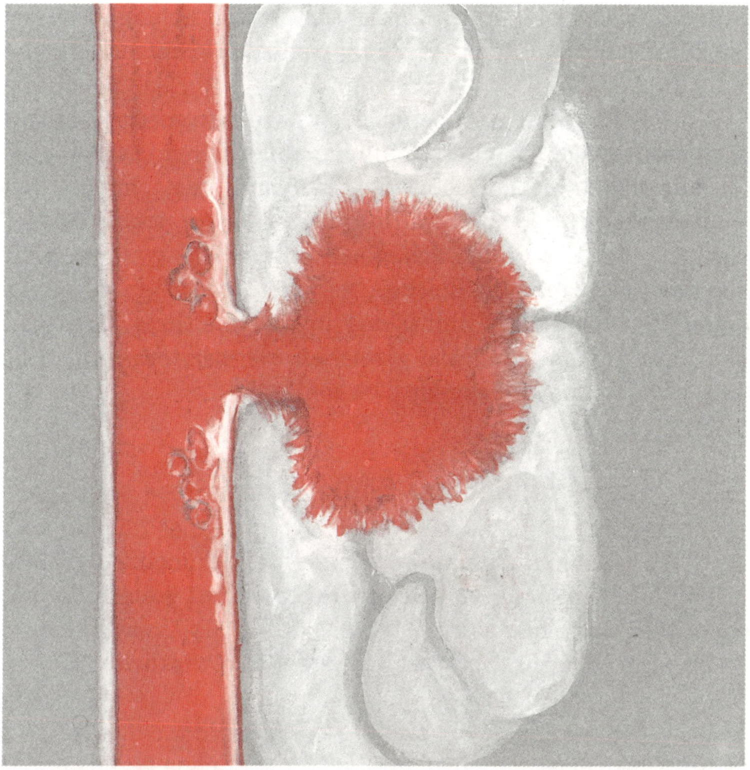

Ein Gefäß ist gerissen, Blut tritt ins Gehirn aus.

Eine Einengung im Rohr wird, solange der Druck vor ihr hoch genug ist, stets überwunden. Verringert er sich aber plötzlich – zum Beispiel weil die Pumpe, die den Druck aufrecht erhält, gestört ist –, so wird die Strömungsgeschwindigkeit hinter dem Engpaß geringer. Dies gilt auch für die Blutströmung, wenn die Pumpe – das Herz – plötzlich versagt und der Blutdruck absinkt. Die Versorgung des Gehirns mit Sauerstoff und Traubenzucker ist dann eingeschränkt und reicht für seine Arbeit nicht mehr aus. Glücklicherweise gibt es die *Verbindungsgefäße*. Über diese kann, allerdings nur begrenzt, die Versorgung des Gehirns mit Blut aufrechterhalten werden. Schließlich sind auch noch

Umgehungskreisläufe im Bereich der feinen Schlagadern vorhanden. Sie können die Durchblutung eines Gehirnabschnittes verbessern.

Bis zu diesem Augenblick sind wir davon ausgegangen, daß das Rohrnetz mit seinen Verzweigungen äußerlich unbeschädigt war. Doch Sie alle haben sicher schon die Erfahrung gemacht, daß in unserem Wasserrohrnetz plötzlich ein Rohr bricht. Dann strömt Wasser aus und richtet in der Umgebung Schaden an. Eine Schlagader im Gehirn kann ebenfalls platzen, zum Beispiel bei einem zu hohen Blutdruck. Durch einen Riß strömt dann Blut in das umliegende Hirngewebe. Die Blutungen können Tomatengröße erreichen und zerstören allein durch ihre Ausdehnung das umliegende Gewebe.

Die Ursachen des Schlaganfalls

»Warum haben ausgerechnet ich oder mein Angehöriger einen Schlaganfall bekommen?« Diese Frage wird oft gestellt. In den Gesprächen über das Thema wird immer wieder als Ursache eine plötzliche Aufregung genannt. Doch wie verhält es sich wirklich?

Die häufigste Ursache ist eine *Mangeldurchblutung* eines begrenzten Teiles von Hirngewebe. Sie kennen ja bereits die Abhängigkeit der Hirnarbeit von der Durchblutung. Diese wiederum ist nur dann ungestört, wenn die Schlagadern »sauber«, ihre Wände glatt und die Blutdruckwerte normal sind.

Die durch Arteriosklerose (siehe S. 18) krankhaft veränderten und eingeengten Gehirngefäße haben eine chronische Mangeldurchblutung des betreffenden Hirngebietes zur Folge. Kommt es zusätzlich zu einer Verschlechterung der Herz-Kreislauf-Funktion oder zu einem Verschluß einer Schlagader, zum Beispiel durch einen Embolus (siehe S. 18), entsteht eine starke Sauerstoffnot der Gehirnzellen. Dauert diese nur für kurze Zeit an, werden die betroffenen Hirnabschnitte zunächst nur vorübergehend geschädigt. Hält sie länger an, kann die Schädigung so stark sein, daß Teile des Hirngewebes absterben. Dann spricht der Arzt von einem *Hirninfarkt*. Eine ähnliche Situation führt übrigens am Herzen zu dem Ihnen sicher bekannten *Herzinfarkt*. In der

Umgebung des Hirninfarktes kann sich Gewebeflüssigkeit ausbreiten; man nennt dies ein *Ödem*. Dadurch wird der Schadensbereich vergrößert.

Die erwähnte Verschlechterung der Herz-Kreislauf-Funktion tritt aus verschiedenen Gründen auf:

- durch Absinken des Blutdrucks, insbesondere in den frühen Morgenstunden,
- durch unregelmäßigen Herzschlag oder allgemeine Herzschwäche,
- durch Bluteindickung, bei zu geringer Flüssigkeitszufuhr oder nach starkem Schwitzen.

Auf diese Weise entstehen ca. zwei Drittel aller Hirninfarkte. Ein deutlich kleinerer Anteil der Hirninfarkte wird durch einen Blutpfropf *(Thrombus)* oder durch einen verschleppten Blutpfropf *(Embolus)*, der ein Gehirngefäß verschließt, direkt verursacht. Selten sind Risse in einer Hirnschlagader, zum Beispiel durch plötzlichen Blutdruckanstieg, die Ursache. Sie führen zu einer Blutung in der Umgebung des Gefäßes. Auslösende Faktoren können plötzliche Aufregung, Gemütsbewegungen oder Streß sein, da sie zu einem Blutdruckanstieg führen.

Risikofaktoren

Gesundheit erflehen die Menschen von den Göttern, daß aber in ihrer Hand liegt, sie zu bewahren, bedenken sie nicht.

(Demokrit)

Wenn Sie den letzten Abschnitt gelesen haben, gewinnen Sie vielleicht den Eindruck, man merke die Gefahr erst, wenn es zu spät ist und sei ihr hilflos ausgeliefert. Daher möchte ich Ihnen nun erklären, daß dies nicht so ist und Sie die Hände nicht in den Schoß legen dürfen.

Der Schlaganfall hat eine lange Vorgeschichte. Er ist die Folge einer Hirnmangeldurchblutung bei bestehender Arteriosklerose (siehe S. 18). Die Medizin kennt Faktoren, man nennt sie Risikofaktoren, die die Entstehung der Arteriosklerose begünstigen. Menschen, die mit ihnen leben, erkranken häufiger an der Arteriosklerose. Dies bedeutet jedoch nicht, daß alle Menschen mit Risikofaktoren erkranken müssen. Kennt der Arzt diese Risikofaktoren, besteht die Möglichkeit, vorzubeugen oder das Fortschreiten der Krankheit zu verhindern. In den letzten Jahrzehnten sind die Risikofaktoren gründlichst untersucht worden. Zu ihnen gehören bestimmte Störungen des Kreislaufs, des Stoffwechsels, schädigende Ernährungsgewohnheiten und falsche Reaktionen auf Einflüsse der sozialen Umwelt.

In den folgenden Abschnitten werden die Risikofaktoren im einzelnen beschrieben. Sie haben nicht alle die gleiche Wertigkeit, die ersten fünf sind in ihrer Bedeutung für den Schlaganfall besonders hervorzuheben.

Risikofaktor Bluthochdruck

Risikofaktor Nummer Eins, sowohl für das Entstehen der Arteriosklerose, als auch der damit einhergehenden Hirnmangeldurchblutung, ist nach bisherigen Untersuchungen der Bluthochdruck *(Hypertonie)*. Bluthochdruckkranke haben ein drei- bis vierfach höheres Risiko, einen Schlaganfall zu erleiden, als Menschen mit normalem Blutdruck. Die Normalwerte liegen unterhalb 140/90 mmHg. **Jeder vierte**

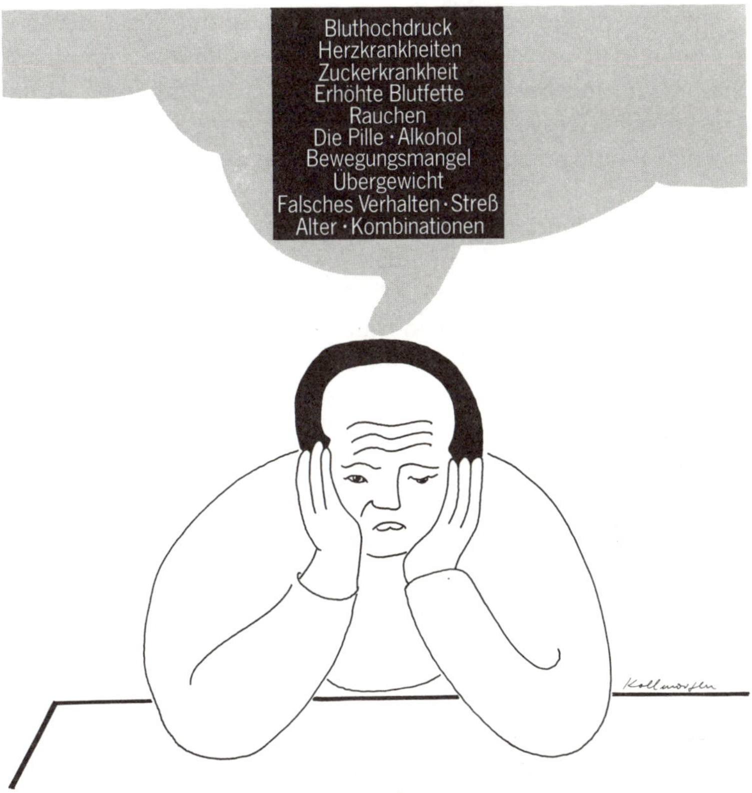
Bluthochdruck
Herzkrankheiten
Zuckerkrankheit
Erhöhte Blutfette
Rauchen
Die Pille · Alkohol
Bewegungsmangel
Übergewicht
Falsches Verhalten · Streß
Alter · Kombinationen

Welche Risikofaktoren gelten für Sie?

Mensch über vierzig Jahre ist nach der Statistik hochdruckkrank, doch von diesen weiß es nur jeder Dritte. Sie werden fragen, warum es so wenige wissen. Normalerweise macht der Hochdruck keine typischen Beschwerden, so daß der Betroffene nicht immer gleich zum Arzt geht. Hinzu kommt, daß der Arzt den Blutdruck nicht jedesmal mißt. Sie sollten daher beim Arztbesuch mindestens zweimal jährlich um eine Blutdruckmessung bitten, damit hohe Blutdruckwerte rechtzeitig erkannt werden. Sie können den Blutdruck auch selbst messen, fragen Sie Ihren Arzt. Der Bluthochdruck ist in der Regel relativ einfach und sehr oft erfolgreich zu behandeln.

Wenn ein erhöhter Blutdruck festgestellt und mit Medikamenten behandelt wurde, nimmt ihn der Betroffene wegen der fehlenden Schmerzen und Beschwerden oft nicht ernst. Die Folge ist dann meist eine unregelmäßige Einnahme der vom Arzt verordneten Medikamente und damit eine ungenügende Behandlung des Hochdrucks.

Sehr ungünstig ist es, wenn der Bluthochdruck mit anderen Risikofaktoren zusammentrifft.

Zweimal im Jahr den Blutdruck messen lassen!
Verordnete Medikamente nicht selbständig absetzen!

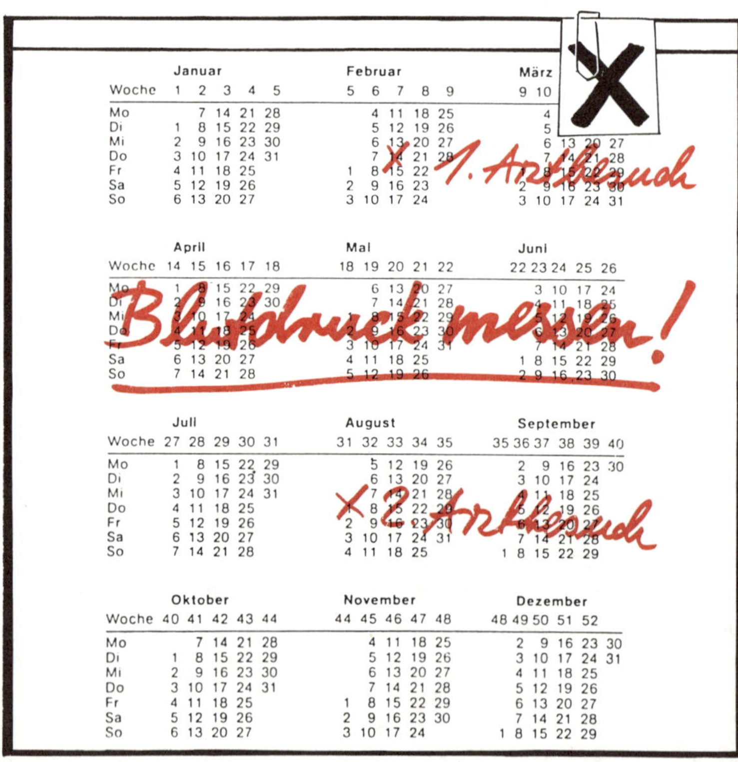

Kontrolle ist besser

Den Schein zur Gesundheitsuntersuchung, der von den gesetzlichen Krankenkassen ausgegeben wird, anfordern (dies ist alle zwei Jahre möglich)!

Risikofaktor Herzkrankheit

Herzkrankheiten erhöhen das Schlaganfallrisiko auf das drei- bis fünffache. Besonders gefährdet sind Menschen nach einem Herzinfarkt. Sie haben ein dreifach höheres Risiko und auch deutlich schlechtere Aussichten, zu überleben. Ähnliches gilt bei einer Herzvergröße-

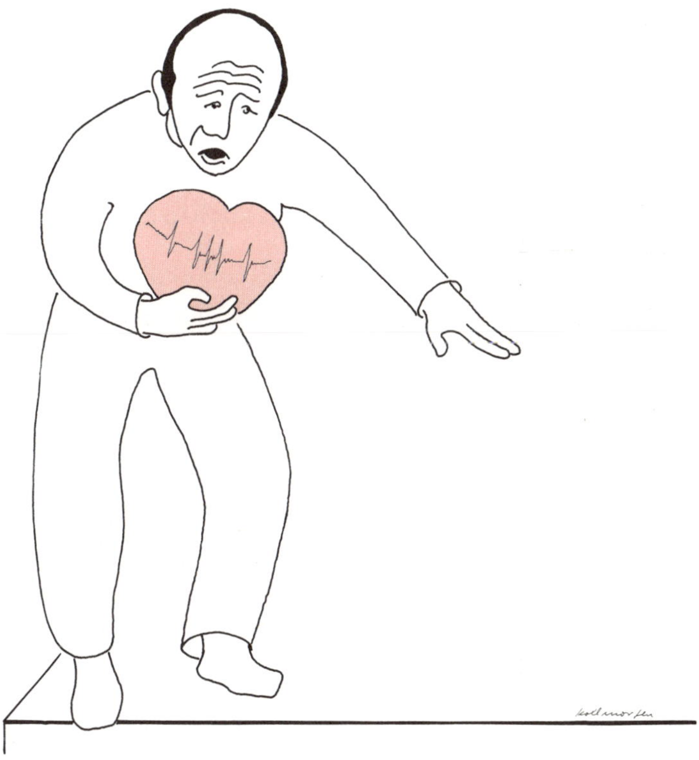

Herzstolpern

rung. Unregelmäßiger Herzschlag, Herzstolpern oder Herzrasen (die Ärzte nennen das *Rhythmusstörungen*) führen zu einer zusätzlichen Hirnmangeldurchblutung, es können sich dadurch auch Gerinnsel, die an den Herzklappen sitzen, lösen und die Hirngefäße verschließen (siehe Seite 144).

Bei selbst beobachtetem Herzstolpern unbedingt den Arzt aufsuchen!
Die Gesundheitsuntersuchungen der gesetzlichen Krankenkassen erfassen auch Herzkrankheiten.

Risikofaktor Zuckerkrankheit (Diabetes)

Ein Mensch mit einer nicht erkannten Zuckerkrankheit lebt gefährlich! Entzieht er sich einer Behandlung bei erkannter Krankheit, schadet er sich in fahrlässiger Weise selbst. Bei Zuckerkranken kommt es doppelt so häufig zur Arteriosklerose und zu hohem Blutdruck wie bei Gesunden. Dies sollte eine Warnung sein. Wie die Blutdruckkontrolle, so sind auch regelmäßige Kontrollen des Urin- und Blutzuckers zweckmäßig. Einige der Untersuchungen können Sie selbst lernen und so »Spezialist in eigener Sache« werden.

Die Zuckererkrankung (Diabetes) wird durch die Gesundheitsuntersuchung der gesetzlichen Krankenkassen erfaßt.

Risikofaktor erhöhte Blutfettwerte (Cholesterin)

Erhöhte Blutfettwerte begünstigen die Entstehung der Arteriosklerose durch Fettablagerungen an den Wänden der Schlagadern. Bestimmte Teile des Cholesterins spielen hierbei eine besondere Rolle. Werden dem Körper mit der Nahrung mehr Fette zugeführt, als er benötigt, steigt der Cholesterinspiegel im Blut. Durch Blutuntersuchungen können die Anteile an »gutem« Cholesterin (kein Arterioskleroserisiko) und »schlechtem« Cholesterin (erhöhtes Arterioskleroserisiko) gemessen werden.

Nahrungsmittel wie Eigelb und Innereien wie Leber, Bries und Gehirn enthalten viel Cholesterin.

Mäßig und nicht zu fettreich essen!
Für ausreichende körperliche Aktivität sorgen!
Die Blutfettwerte werden von der Gesundheitsuntersuchung der gesetzlichen Krankenkassen erfaßt.

Risikofaktor Zigarettenrauchen (Nikotin)

In den USA haben wissenschaftliche Untersuchungen ergeben, daß Raucher im Alter von 30–49 Jahren ein fünffach erhöhtes, im Alter von 50–62 Jahren noch ein dreifach erhöhtes Schlaganfallrisiko haben.

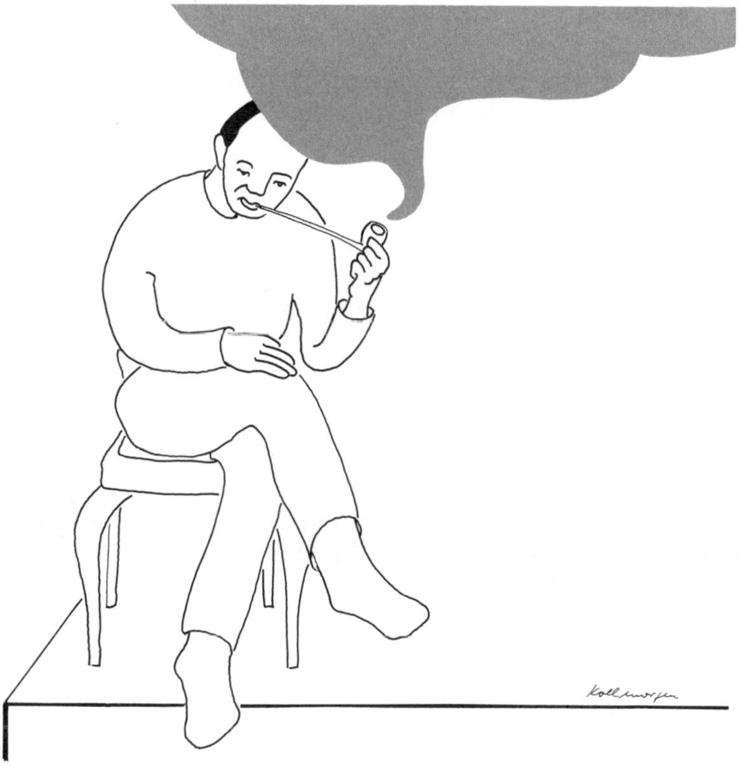

Zigarettenrauchen ist am gefährlichsten

Rauchen erhöht den Fettspiegel im Blut, senkt den »guten« Anteil des Cholesterins und verschlechtert den Sauerstofftransport.

Das Risiko verringert sich nach starkem Einschränken des Rauchens.

Das Rauchen einschränken, oder besser: einstellen!

Risikofaktor »Pille«

Für Frauen über vierzig ist die »Pille« in Kombination mit Zigarettenrauchen und Übergewicht äußerst gefährlich, da die Gefahr besteht, dadurch hohen Blutdruck zu bekommen. Auch eine Neigung zu Blutgerinnseln kann auftreten.

Wenn Sie mehrere dieser Risikofaktoren haben, dann sprechen Sie bitte mit ihrem Frauenarzt.

Risikofaktor Alkohol

Ein wöchentlicher Alkoholverbrauch von mehr als dreihundert Gramm erhöht das Schlaganfallrisiko um etwa das Vierfache, unabhängig von anderen Risikofaktoren wie Zigarettenrauchen und hohem Blutdruck. Der Alkohol wird verantwortlich gemacht für Krämpfe der Gehirngefäße, Störung der Blutgerinnung und die Entwicklung eines hohen Blutdrucks. Das bedeutet, daß schon ein halber Liter Wein, 100 cl Branntwein oder 1 Liter Bier täglich gefährlich sind. Doch es gibt in diesem Zusammenhang auch eine gute Nachricht: Bei 10–90 g Alkohol pro Woche, das sind beim Wein etwas weniger als ein Glas täglich (0,1 Liter), kommt es möglicherweise zu einer Schutzwirkung.

Schränken Sie den Alkoholverbrauch ein!

Risikofaktor Bewegungsmangel

Bei sitzender Beschäftigung und Freizeitgestaltung ohne körperliche Aktivität (z.B. längeres Fernsehen) sind schon einige Voraussetzungen für die Entstehung der Arteriosklerose gegeben. Dies gilt besonders, wenn zum langen Sitzen vor dem Fernseher das Knabbern fetthaltiger Nüsse oder Chips hinzukommt und Alkohol dabei getrunken wird.

> Benutzen Sie die Treppe und nicht den bequemen Fahrstuhl!
> Es muß in der Freizeit nicht gleich Joggen sein, aber eine Stunde schnelleres Gehen täglich ist sehr zweckmäßig und gleicht den Bewegungsmangel aus.

Risikofaktor Übergewicht

Das Übergewicht steht in enger Beziehung zu anderen Risikofaktoren. Die Hälfte aller Bluthochdruckkranken, mehr als drei Viertel aller Zuckerkranken und fast alle Menschen mit Fettstoffwechselstörungen sind übergewichtig. Wer betroffen ist, muß wissen, daß er einen Rucksack voll Fett unnötigerweise sein Leben lang mit sich herumschleppt. Prüfen Sie sich selbst: Zeigt die Waage, wenn Sie unbekleidet sind, das *Normalgewicht* (Körpergröße in cm minus 100 = kg Körpergewicht), dann sollten Sie versuchen, das *Idealgewicht* zu erreichen. Es liegt bei Männern 10%, bei Frauen 15% unter dem Normalgewicht.

> Erleichtern Sie sich, nehmen Sie ab!
> Versuchen Sie, Ihr Idealgewicht zu erreichen!
> Überschreiten Sie nicht Ihr Normalgewicht!

Risikofaktor falsches Verhalten in der sozialen Umwelt

Gehören Sie zu den Menschen, die sich wegen Kleinigkeiten regelmäßig aufregen und dabei schnell ein hochrotes Gesicht bekommen? Sehen Sie nur das Negative bei anderen Menschen? Haben Sie Schwierigkeiten im partnerschaftlichen Umgang mit Mitmenschen?

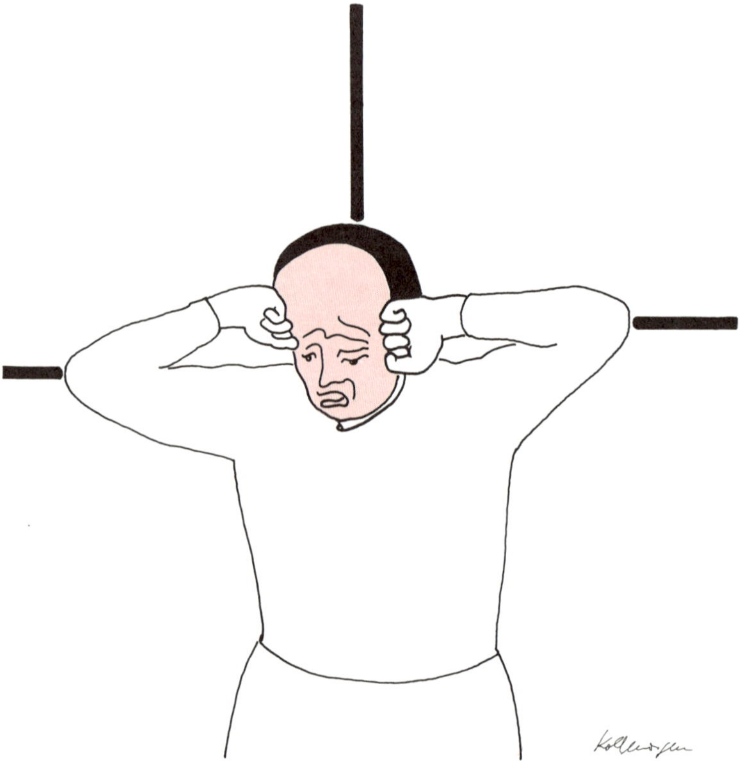

Muß man sich immer gleich aufregen?

Haben Sie den Ausdruck »Zufriedenheit« aus ihrem Wortschatz gestrichen? Müssen Sie ständig auf die Uhr sehen? Können Sie nicht zuhören? Wollen Sie andere stets übertrumpfen? Dann sind Sie in Gefahr und bahnen den Weg für die Arteriosklerose und damit auch zum Schlaganfall.

Das Verarbeiten von Eindrücken und das Verhalten in der sozialen Umwelt ist erlern- und veränderbar. In diesem Zusammenhang finde ich die Worte eines weisen Autors, der unbekannt geblieben ist, beherzigenswert:

»Gott gebe mir die Gelassenheit,
die Dinge hinzunehmen,
die ich nicht ändern kann;
den Mut, die Dinge zu ändern,
die ich ändern kann;
und die Weisheit, das eine
von dem anderen zu unterscheiden«

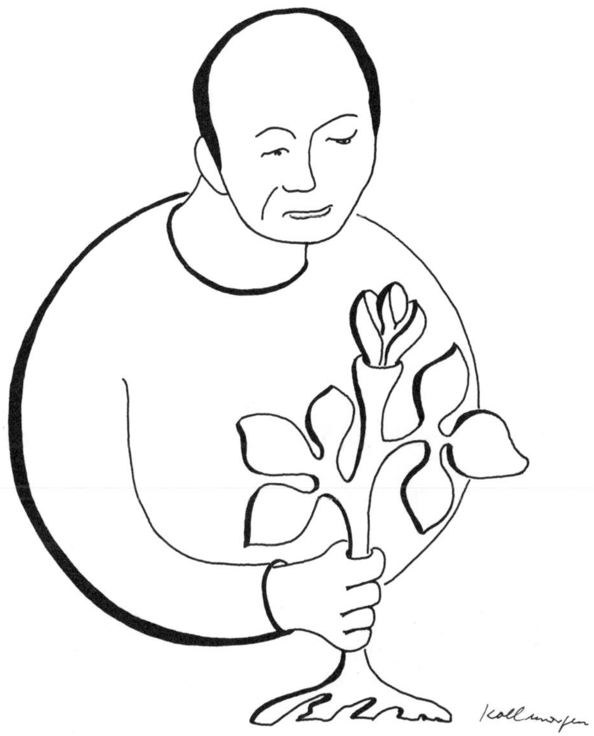

Gelassenheit

Risikofaktor Streß

Streß ist ein schillerndes vieldeutiges Wort und wird gerade im Zusammenhang mit dem Schlaganfall oft als Ursache genannt. Ob der Streß die Entwicklung einer Arteriosklerose unterstützt und zum Risikofaktor wird, hängt auch vom einzelnen Individuum ab.

Streß kann sich bei Überbeanspruchungen in Lebenssituationen äußern, z. B.

- plötzlicher Tod eines Angehörigen,
- Eheprobleme,
- Versuch, Beruf und Kindererziehung sinnvoll ins Gleichgewicht zu bringen,
- Schwierigkeiten im Beruf,
- Angst vor Arbeitslosigkeit.

Überbeanspruchungen durch Veränderungen der Lebenssituationen, die die Anpassungsfähigkeit überfordern, wie:

- Firmenzusammenbruch,
- plötzlich erforderlicher Umzug oder Berufswechsel,
- Wechsel von Schreibtisch- zu Außendiensttätigkeit oder umgekehrt.

Überbeanspruchung durch ein Mißverhältnis

- zwischen Forderungen an den einzelnen und seinen Fähigkeiten, diese zu bewältigen,
- der Bedürfnisse eines Menschen und seinen Möglichkeiten, sie zu verwirklichen,
- der Wirklichkeit und den Erwartungen des einzelnen an sie.

Streß kann durch Erhöhung des Blutdrucks zur Entstehung der Arteriosklerose beitragen.

Nehmen Sie an Entspannungsübungen oder am Autogenen Training teil (Angebote hierfür gibt es z. B. bei den Volkshochschulen)!

Risikofaktor durchgemachte Schlaganfälle und ihre Vorstadien

Die Hälfte der Patienten, die mit einem Schlaganfall in ein Akutkrankenhaus eingeliefert werden, hatten schon einmal einen Schlaganfall oder dessen Vorstadium. Wenn der Arzt einem Schlaganfallpatienten Krankheitszeichen schildert, die auf solche Vorstadien hinweisen, wird die Hälfte der Betroffenen ihm bestätigen, sie auch bei sich gemerkt zu haben. Es ist daher wichtig, etwas über Vorstadien zu wissen.

Im Volksmund sagt der Württemberger »Schlägle« dazu. In der Medizin werden die wichtigsten Zeichen unter dem Namen TIA *(Transitorische ischämische Attacke)* zusammengefaßt. **Es sind u. a. plötzlich auftretende Schlaffheiten im Arm und/oder Bein einer Körperhälfte, Seh- und Sprachstörungen** (siehe auch das nachfolgende Kapitel »Das Erscheinungsbild des Schlaganfalls«). Sie können Minuten bis 24 Stunden dauern und sind sehr ernst zu nehmende, frühe Warnzeichen für einen drohenden Schlaganfall. Auch bei diesen Frühzeichen ist der Grund eine vorübergehende stärkere Mangeldurchblutung des Gehirns.

Treten die genannten Warnzeichen auf, sofort zum Arzt gehen oder ihn holen!

Risikofaktor Alter

Über die genannten Faktoren hinaus bedeutet das Altern ein ständig wachsendes Risiko, einen Schlaganfall zu erleiden. Nach dem 50. Lebensjahr verdoppelt sich das Risiko alle 10 Jahre.

Das Risiko der Männer liegt geringfügig höher als das der Frauen.

Die Kombination mehrerer Risikofaktoren

Schließlich droht bei Kombination von Risikofaktoren eine erschreckende Steigerung der Schlaganfallgefahr.

Das Wissen um die Risikofaktoren ermöglicht eine Vorsorge (Prävention). **Vorsorge heißt, das Verhalten ändern.** Sie dürfen nie die Hände in den Schoß legen und ergeben das scheinbare Schicksal erwarten. Es lohnt sich, wenn Sie eine Checkliste aufstellen. Mit ihrem Arzt können Sie die Liste dann vervollständigen und mit ihm besprechen, was Sie für sich tun können.

Das Erscheinungsbild (die Symptome) des Schlaganfalls

Wenn Sie im letzten Abschnitt etwas über Risikofaktoren gelesen haben, stand dahinter das Bemühen, möglichst vorzubeugen. Vorbeugen heißt auch, an **Frühsymptome** zu denken und sie dem betreuenden Arzt mitzuteilen. Dazu gehören Störungen im Tag-Nacht-Rhythmus. Sie sind am Tage unverständlicherweise immer müde, und nachts leiden Sie an Schlaflosigkeit. Ebenso gehören häufig auftretende Kopfschmerzen und Schwindelzustände zum Erscheinungsbild. Selbst wenn diese Zeichen auch bei anderen Krankheiten vorkommen, sollten Sie sie nicht verdrängen. Störungen der Konzentration, der Aufmerksamkeit, der Merk- und der Denkfähigkeit sind unter Umständen Frühzeichen, die besonders beim gleichzeitigen Auftreten eine Bedeutung haben. Sie werden häufig durch einen Sauerstoffmangel der Gehirnzellen verursacht, wie er bei einer Arteriosklerose durch die Mangeldurchblutung entsteht.

Wenn die nächste Stufe, die nächste Gefahrenzone erreicht ist, werden die Krankheitszeichen für den Schlaganfall schon typischer. Sie gehen jedoch schnell innerhalb eines Tages vorüber. Deshalb werden sie vom Betroffenen wie vom Arzt oft nicht ernst genug genommen. Die folgenden **Alarmzeichen** sollten Sie veranlassen, sofort Ihren Arzt aufzusuchen. Dazu gehören: Empfindungsstörungen *(Parästhesien)* wie eine Taubheit, ein Pelzigsein an den Händen oder am Unterarm, vielleicht nur ein Kribbeln, ein Schweregefühl in Arm oder Bein oder ein Gefühl in der Wangengegend oder in der Zunge, wie Sie es von lokalen Betäubungen durch den Zahnarzt kennen. Gleichzeitig kann es zu einer Schwächung der Kraft im Arm, seltener im Bein der gleichen Seite kommen. Auch Sehstörungen treten auf, dabei können die Gegenstände verschwommen, doppelt oder unscharf erscheinen. Manchmal sieht der Betroffene nur das, was links oder rechts vor ihm liegt. Alle diese Erscheinungen dauern manchmal nur Sekunden bis zu wenigen Minuten und werden daher oft nicht richtig bewertet. Dramatisch für den Betroffenen ist ein plötzlich auftretender totaler Sehverlust eines Auges, der allerdings meist auch nur Minuten bis 2 Stunden anhält.

Ein wichtiges Zeichen ist eine Schwäche der Muskeln der rechten Gesichtshälfte, des rechten Armes und, weniger, des rechten Beines, kombiniert mit einer Lähmung der linken Augenmuskeln. Es weist auf eine Störung in der linken Gehirnhälfte hin, da die Nerven zu Arm, Bein und Gesichtsmuskulatur im Gehirn kreuzen. Wenn Sie solche Beobachtungen machen, müssen Sie umgehend den Arzt aufsuchen. Er wird sicher zusätzlich zu seiner Untersuchung eine Prüfung der Halsschlagadern mit Ultraschall veranlassen (siehe S. 43).

Beim **ausgeprägten Schlaganfall** kommen zu den genannten Zeichen, die dann allerdings zunächst nicht zurückgehen, noch andere, schwerwiegendere hinzu. Es sind Störungen der Atmung und des Kreislaufs. Die Atmung wird oberflächlich, unter Umständen wechselnd mit einzelnen tiefen Atemzügen. Der Herzschlag wird unregelmäßig und schnell. Der Zustand kann sich bis zur Bewußtlosigkeit verschlechtern.

Weiterhin kann es zu erheblichen, langanhaltenden Sehstörungen kommen. Besonders der halbseitige Verlust eines Gesichtsfeldes führt zu folgenschweren Beeinträchtigungen im Aufnehmen von Eindrücken der Umgebung. Die Sprachstörung *(Aphasie)* kann bei einem Teil der Schlaganfallpatienten sehr ausgeprägt sein. Näheres dazu lesen Sie auf Seite 77. Die halbseitige Lähmung (*Hemiparese* oder *Hemiplegie*) ist ein typisches Zeichen und geht mit Gefühls- und Bewegungsstörungen einher. Der Verlust des Gleichgewichts auf der kranken Seite wirkt sich für den Betroffenen äußerst hinderlich aus. Er kann sich nicht mehr aufrecht halten, weil seine Muskeln keine oder falsche Reize vom Gehirn bekommen. Außerdem kommen bei einem kleinen Teil der Betroffenen Krampfanfälle vor.

Neben diesen Zeichen gibt es auch solche, die mit seelischen Störungen zusammenhängen. Es können sich folgende Auffälligkeiten zeigen:

- eine Hemmung oder eine Steigerung des Antriebs, der Eigenaktivität,
- eine traurige Verstimmtheit (Depression),
- eine erhöhte Reizbarkeit bis hin zu angriffslustigem Verhalten,
- erhebliche Beeinträchtigungen der Merk- und Konzentrationsfähigkeiten, als Vergeßlichkeit fallen sie besonders auf,
- Orientierungsstörungen, die zum Herumirren des Betroffenen führen können.

Eine Behandlung dieser Ausfälle ist in vielen Fällen mit Erfolg möglich.

Der Schlaganfall tritt auf

Beim Auftreten eines Schlaganfalls sind folgende Beschwerden zu beobachten:

- zunehmende Bewußtseinstrübung,
- kalter Schweiß am ganzen Körper,
- zunehmend starke Atemnot,
- Schwindelgefühl,
- Seh- und Sprachstörungen,
- Lähmungen.

Was tun? Folgende wichtige Ratschläge sollten dann von Ihnen beachtet werden:

1. Sofort – wirklich sofort – den Arzt rufen. Von Minuten kann das Schicksal des Betroffenen abhängen.
2. Fenster öffnen!
3. Vorhandene Zahnprothesen aus dem Mund nehmen.
4. Den Betroffenen auf die Seite legen.
5. Beengende Kleidungsstücke öffnen und Unterkühlung verhindern.
6. Besteht Bewußtseinsverlust, legen Sie Ihr Ohr auf die linke Brustseite und kontrollieren Sie den Herzschlag.
7. Ist kein Herzschlag zu hören, sollten Sie – wenn gelernt – Mund-zu-Mund-Beatmung und Herzmassage durchführen.
8. Kommt ein Notarzt, informieren Sie ihn, ob schon einmal Vorzeichen eines Schlaganfalls aufgetreten sind.

Was merkt der Patient? Da die Bewußtlosigkeit nicht die Regel ist, haben die Erkrankten oft eigene Eindrücke vom Geschehen. Die Schilderung eines Betroffenen:

»Es war morgens um 6.30 Uhr. Ich mußte zur Toilette, so stand ich schnell vom Bett auf. Da wurde mir ganz schwindelig und der Schweiß brach mir aus. Ich war wie benommen, ein paar Schritte konnte ich wohl noch gehen, doch dann versagte plötzlich mein rechtes Bein. Ich wollte meine Frau zu Hilfe rufen, doch meine Stimme war mir ganz fremd. Es war nicht der Name meiner Frau, den ich herausbrachte. Dann wollte ich mich an der Tür festhalten, aber mein Arm glitt an der Türklinke herunter. Ich fiel und fiel. Als ich wieder zu mir kam, fand ich meine Frau über mich gebeugt. Sie fragte, was mit mir wäre, doch meine Antwort, ich sah es ihrem Gesicht an, erreichte sie nicht. Ich hatte Angst, tiefe unbeherrschbare Angst. Meine rechte Körperhälfte war wie tot. Ich fühlte mich wie in einem Käfig. Dann fehlen mir Erinnerungen. Plötzlich hörte ich meine Frau mit einem Mann sprechen. Es war wohl der Notarzt. Ich kannte ihn nicht. Er sagte, daß ich sofort ins Krankenhaus müsse, da ich einen Schlaganfall hätte. Scheinbar glaubte er, ich sei nicht bei Bewußtsein, denn ich hörte, daß es sehr schlecht mit mir stünde und daß Sie mit dem Schlimmsten rechnen müßte. An den Transport kann ich mich nicht erinnern, doch ich wachte im Krankenhaus wieder auf.«

Was merken die Angehörigen? Seine Frau erinnert sich immer noch an die erste halbe Stunde:

»Ich wachte von einem unbestimmten Geräusch auf, wollte meinen Mann wecken, aber er war nicht im Bett. Das Geräusch war eine Stimme, lallend und voller Angst. Ich machte Licht an und sah meinen Mann vor der Schlafzimmertür auf dem Boden liegend, und es war seine Stimme. Voller Schreck wollte ich ihm aufhelfen, doch ich schaffte es nicht. Er wollte mir etwas sagen, doch ich verstand ihn nicht. Mir fiel glücklicherweise ein, den ärztlichen Notfalldienst anzurufen. Als ich ihm das sagte, verstand er mich offensichtlich, denn er bewegte den Kopf. Dann wurde er bewußtlos. Ich konnte ihm so gar nicht helfen, wischte ihm jedoch den kalten Schweiß vom Gesicht und deckte ihn zu. Als der Notarzt kam, sagte er, daß meinen Mann der »Schlag« getroffen habe. Er würde mit dem Krankenwagen auf die Intensivstation des Krankenhauses gebracht.«

Sie merken, daß Krankheitszeichen, von denen Sie schon gelesen haben, auch in der Schilderung der Betroffenen wieder auftauchen. Sicher hatte seine Frau nicht alles richtig gemacht, aber sie war ja auf eine solche Situation auch nicht vorbereitet.

Im Krankenhaus

Auf der Intensivstation

Sie wachen im Krankenhaus auf. Die Umgebung ist für Sie nicht nur fremd und ungewohnt, sondern vielleicht auch beängstigend. Sie sind an mehrere Kabel und Schläuche angeschlossen, eventuell haben Sie auch Schläuche (Sonden) in Nase oder Mund liegen. Die Kabel und manche Schläuche gehen zu den Überwachungsgeräten, andere dienen der Zufuhr von Medikamenten, Nahrung und Flüssigkeit. Auf diese Weise werden Sie rund um die Uhr apparativ überwacht

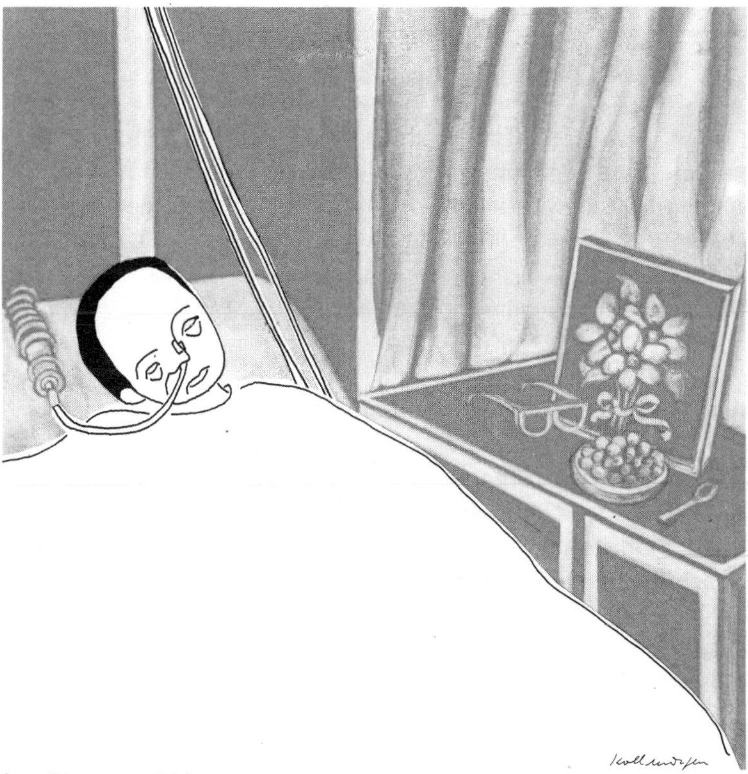

Statt Blumen ein Bild

und versorgt. Sobald Sie es verstehen können, wird Ihnen die Krankenschwester die Notwendigkeit der Schläuche und der Kabel erklären. Die Geräte geben häufig laute Alarmsignale und Pieptöne ab. Dies bedeutet, daß eingestellte Werte über- oder unterschritten werden und ist eine Aufforderung an die Schwester, die Situation sofort zu überprüfen. Es besteht also noch keine Gefahr für Sie!

Stets ist ein Pflegeteam anwesend, welches seine Aufgabe gekonnt und mit Überzeugung erfüllt, um Ihnen in Ihrer schwierigen Situation zu helfen. Das Team wird jederzeit versuchen, Ihre Ängste abzubauen und Ihnen ein Gefühl der Sicherheit zu vermitteln. Dies kann mit einem beruhigenden Wort geschehen oder eine Hand sein, die sich auf die Ihre legt und Geborgenheit überträgt. Da das Pflegeteam Sie rund um die Uhr im Schichtdienst betreut, wechseln die Personen häufig. Dies gilt auch für die Ärzte. Es braucht Sie aber nicht zu beunruhigen, denn vor jedem Schichtwechsel erfolgt ein ausführliches Übergabegespräch.

Stören Sie sich auch nicht an dem Umgangston – alle reden sich mit dem Vornamen an –, der zuweilen innerhalb des Pflegeteams auf der Intensivstation herrscht. Er beruht auf der ständigen engen Zusammenarbeit und gerade diese hilft Ihnen vielleicht in Notsituationen, in denen Schwester und Arzt ohne viele Worte zu Ihrem Wohlergehen Hand in Hand arbeiten müssen.

Diagnostik und erste Therapie

Auf der Intensivstation steht die Überwachung Ihres Kreislaufs und Ihrer Herztätigkeit im Vordergrund. Sie sind an einem Gerät (einer Monitorüberwachung) angeschlossen, das ständig die Herzaktionen und den Blutdruck überwacht. Der Blutdruck kann aber auch alle ein bis zwei Stunden von der Krankenschwester gemessen werden. Zusätzlich wird der Druck in den großen Blutgefäßen und im rechten Herzen gemessen. Dazu dient eine lange Sonde *(Katheter)*. Der Arzt schiebt sie durch eine Kanüle, die in einer Vene liegt, bis in den rechten Vorhof des Herzens. Dies kann von der Armbeuge oder einer Stelle unterhalb des Schlüsselbeines aus geschehen. Der Katheter wird besonders gut an Ihrem Körper befestigt, um ein Herausrutschen zu vermeiden. Ist die lebensbedrohliche Situation vorüber, setzen die Maßnahmen ein, welche die Ursachen des Schlaganfalls klären sollen. Dazu gehören die ärztlichen Untersuchungen, die Auskunft über die noch vorhandenen Funktionen der Nerven und ihrer Störungen geben, die Computertomographie des Schädels und die Ultraschalluntersuchung der Halsschlagadern sowie der Gehirngefäße.

Eine Untersuchung mitzumachen fällt leichter, wenn man etwas über sie weiß. Stellen Sie sich die *Computertomographie* folgendermaßen vor:

Sie wissen, daß eine Fernsehkamera im Scheinwerferlicht das aufnimmt, was Sie zu Hause auf dem Bildschirm sehen. Während Sie mit dem Kopf im Tunnel des Computertomographen liegen, tastet anstelle des Scheinwerfers ein Röntgenstrahl das Gehirn Schicht um Schicht ab und erzeugt mit Hilfe eines Computers daraus Bilder, die auf einem Bildschirm sichtbar gemacht und fotografisch dokumentiert werden. Der Arzt erkennt auf den Bildern die erkrankte Stelle im Gehirn.

Eine andere Methode, die *Ultraschalluntersuchung,* benutzt Ultraschallwellen, wie sie auch Fledermäuse zur Ortung aussenden. Diese Wellen liegen oberhalb des menschlichen Hörbereiches. Sie werden von einer Ultraschallsonde auf Schlagadern inner- oder außerhalb des Schädels ausgesandt und ihr Echo wird wieder empfangen. Dabei werden die lokalen Verhältnisse in den Schlagadern »geortet«. Die von der Schlagader zurückgeworfenen Signale werden auf einem Bildschirm sichtbar oder über einen Lautsprecher hörbar gemacht. So kann der Arzt feststellen, ob sich in einer Schlagader ein Strömungshindernis, zum Beispiel eine ausgeprägte Verengung oder ein Verschluß, befindet. Die Untersuchungen mit Ultraschallwellen haben den großen Vorzug, daß sie gefahrlos sind und daher beliebig oft zur Kontrolle wiederholt werden können.

Sollten diese Methoden nicht ausreichen, wird eine *Kernspintomographie* durchgeführt. Diese Untersuchung ist jedoch zur Zeit nur in speziell ausgestatteten Krankenhäusern möglich. Im Gegensatz zur Computertomographie werden bei ihr keine Röntgenstrahlen verwendet. Durch ein von außen an den Schädel kurzzeitig angelegtes starkes Magnetfeld werden die im Gehirn reichlich vorhandenen Atomkerne des Wasserstoffs wie eine Kompaßnadel im Magnetfeld ausgerichtet. Ist der Magnetimpuls vorbei, fallen die Atomkerne in ihre alte Lage zurück und geben nun ihrerseits Impulse an das Gerät ab. Der Kernspintomograph setzt die Impulse mit Hilfe eines Computers zu einem Bild zusammen. Auf diesen Bildern kann der Arzt die Lokalisation und die Größe des vom Schlaganfall betroffenen Gehirnabschnittes sehen. Die Bilder dieser drei Verfahren, die auf dem Bildschirm zu sehen sind, können auch zu Fotografien weiterverarbeitet werden. Diese sollten dann in die Rehabilitationsklinik oder an Ihren Hausarzt mitgegeben werden.

Es gibt noch andere technische Verfahren, die jedoch den Betroffenen mehr belasten. Sie werden daher nur bei besonderen Fragestellungen durchgeführt. Gerade bei solchen Untersuchungen wird sich der Arzt fragen, ob sie dem Patienten zugemutet werden können und ob ihre Durchführung auch eine Folge für Ihre Behandlung hat.

Die im Krankenhaus durchgeführten Laboruntersuchungen und deren Ergebnisse haben Auswirkungen auf die Art der Behandlung. Dazu gehört unter anderem die Prüfung der Blutgerinnung, des Blutzuckerspiegels und des Cholesterins.

Die genannte Diagnostik dient zunächst der medikamentösen Behandlung des Schlaganfalls und beginnt schon auf der Intensivstation. Deshalb soll sie auch an dieser Stelle besprochen werden.

Ist es möglich, innerhalb der ersten drei Stunden nach dem Schlaganfall festzustellen, ob er durch ein Blutgerinnsel ausgelöst wurde, kann dieses an der Stelle des Gefäßverschlusses aufgelöst werden *(Thrombolyse)*. Dazu bringt der Arzt ein geeignetes Medikament über eine Sonde möglichst nahe an diese Stelle, oder er spritzt es in eine Vene. Die Mehrzahl der Schlaganfälle beruht auf dem geschilderten Hirninfarkt (siehe S. 23). Die gestörte Hirndurchblutung muß daher so rasch wie möglich verbessert werden. Dies kann auf mehreren Wegen geschehen. Zunächst wird die Herzleistung gesteigert. Gut geeignet sind Medikamente, die die Pumpleistung des Herzens verbessern und gleichzeitig einen erhöhten Blutdruck senken. Der Blutdruck muß auf normale Werte eingestellt werden. Das bedeutet: Er muß erhöht werden, wenn er zu niedrig ist und erniedrigt, wenn er zu hoch ist.

Die Medizin kennt inzwischen Stoffe, die den Energiestoffwechsel der Gehirngewebe verbessern. Deren Einsatz erfolgt in der Regel nicht in der Akutphase, sondern erst später in der Rehabilitationsphase und wird über einen längeren Zeitraum fortgesetzt. Das gleiche gilt für Medikamente, die der Behandlung und auch der Vorbeugung von Blutgerinnseln dienen. Nur in seltenen Fällen wird es notwendig sein, Medikamente anzuwenden, die die Blutgerinnung hemmen, z.B. bei immer wieder auftretenden Embolien.

Um den Hirninfarkt bildet sich ein Ödem (siehe S. 23), das sich nachteilig auf das Gehirn auswirkt. Es führt zu einer Verminderung der Aufnahme von Sauerstoff und Glukose und vergrößert so den geschädigten Bezirk. Zur Vorbeugung und zur Behandlung des Hirnödems werden Medikamente durch Infusionen gegeben, die die Ödemflüssigkeit ausschwemmen. Diese Behandlung wird sich auf wenige Tage beschränken.

Sie wissen inzwischen, daß bei zu geringer Durchblutung Umgehungsgefäße die Funktion der Schlagadern übernehmen (siehe S. 13 und 19). Diese Gefäße sind länger und dünner, daher ist es wichtig, die Fließeigenschaften des Blutes zu verbessern. Die medikamentöse Therapie erfolgt auch hier durch Infusionen.

Wie Sie gelesen haben, ist nur bei einem kleinen Teil der Betroffenen eine Blutung im Gehirn die Ursache des Schlaganfalls. Diese wird überwiegend durch einen zu hohen Blutdruck hervorgerufen. In einem solchen Fall muß der Blutdruck schnell und erheblich gesenkt werden. Die Zufuhr größerer Flüssigkeitsmengen *(Infusionen)*, die das Blut verdünnen und damit die natürliche Zähigkeit des Blutes verringern, ist wegen der Gefahr einer Blutungsverstärkung nicht ratsam. Ebenfalls werden keine Stoffe gegeben, welche die Gerinnung hemmen. Bei einer seltenen sehr großen Blutung kann auch einmal eine Schädeleröffnung zur Entlastung notwendig werden.

Möglicherweise wird Sie der Krankenhausarzt nach einer Ultraschalluntersuchung auf eine Operation an der betroffenen Halsschlagader zur Beseitigung der Einengung ansprechen. Diese wird jedoch nur selten im frischen Stadium des Schlaganfalls durchgeführt. Wenn beide Halsschlagadern eingeengt sind, verspricht sich der Operateur durch Beseitigung der Enge auch auf der gesunden Seite eine Verbesserung der Durchblutung der betroffenen Gehirnseite.

Behandlung auf der Allgemeinstation

Sobald die lebensbedrohliche Situation vorbei ist, Sie wieder ohne Unterstützung atmen können und die Funktion des Kreislaufs gefestigt ist, kommen Sie aus dem Intensivbereich auf die Allgemeinstation. Ging es zunächst um das Überleben, so liegen die Schwerpunkte jetzt auf der raschen Mobilisation und dem Beginn des Trainings zur Selbsthilfe. Die Lebensaktivitäten fordern wieder ihr Recht. Die Krankenpflege wird diese bei der Planung der Pflegemaßnahmen berücksichtigen. Zu den Lebensaktivitäten gehören unter anderem: atmen, essen und trinken, ausscheiden, ruhen und schlafen, sich bewegen, sich pflegen und kleiden, sich beschäftigen, in Verbindung miteinander treten (Kommunikation mit Worten oder mit Zeichen und Gesten) und Sinn finden (Bewältigung von Angst, Schmerz und Trauer).

Sie atmen inzwischen unbehindert. Auch wenn Sie keine Probleme beim Schlucken haben, bleiben in der Backentasche der gelähmten Seite manchmal Speisereste, die nicht immer mit der Zunge entfernt werden können. Die Krankenschwester wird Ihnen in dieser Situation helfen. Wichtig ist der richtige Sitz der Zahnprothese. Die Nahrung soll zum Kauen zwingen. Die Flüssigkeit darf nicht zu dünn sein, da sonst die Gefahr des Verschluckens besteht.

Sie werden den Gebrauch der Bettschüssel üben. Die Krankenschwester hilft, wenn nötig, das betroffene Bein im Knie zu beugen und den Fuß flach auf das Bett zu stellen. Dann beugen Sie auch das gesunde Bein und setzen Ihren gesunden Fuß parallel zum kranken. Beide Arme strecken Sie mit gefalteten Händen nach oben. Nun hält die Schwester beide Füße in dieser Stellung, Sie stemmen den gesunden auf das Bett und heben Ihr Becken an. Jetzt schiebt Ihnen die Krankenschwester die Bettschüssel unter. Bei manchen Betroffenen entleert sich der Stuhl unwillkürlich, da die nervliche Versorgung des Darmes beeinträchtigt ist. Ist dies der Fall, wird in modern geführten Krankenhäusern mit Ihnen ein spezielles Darmtraining begonnen. In der Rehabilitationsklinik wird dieses Mastdarmtraining, *Kontinenztraining* genannt, weitergeführt, wenn es noch notwendig sein sollte. Dabei ist Ihre Mithilfe erforderlich. Das gleiche gilt für die Entleerung der Blase. Immer, wenn Sie einen Druck auf der Blase verspüren, sagen Sie es der Schwester. So tragen Sie dazu bei, daß sich die Entleerung regelmäßig einstellt. Beim Kontinenztraining muß ein fester Rhythmus der Blasenentleerung eingehalten werden. Bei einer Sprachstörung versuchen Sie, sich durch Gesten verständlich zu machen.

Ein Blasenkatheter sollte, wenn er überhaupt notwendig ist, nur vorübergehend liegen bleiben, da das Risiko einer Entzündung der Blase relativ hoch ist.

Eine zunehmende Bedeutung gewinnt die Lagerung zum Ruhen und Schlafen und die Aktivierung im Bett. Hierzu gehört besonders das Umlagern und Aufsetzen. In *Rückenlage* sollte neben der betroffenen Seite ein großes Kissen liegen, das von der Schulter bis zum Oberschenkel reicht. Es muß etwas höher sein als der Körper. Am Rand des Kissens liegen Schulter, Rumpf, Becken und der Oberschenkel. Der Arm liegt etwas abgewinkelt auf dem Kissen, die Hand ist geöffnet. Durch dieses Kissen sollen Schulter und Becken angehoben werden, der Oberschenkel wird am Außenrand unterstützt. Die Lagerung des Fußes der kranken Seite ist am günstigsten, wenn er im Sprunggelenk einen rechten Winkel bildet und die Zehen nach oben zeigen. Der Vorfuß darf nicht nach außen kippen. Ein kleiner Sandsack oder ein zusammengerolltes Handtuch an der äußeren Seite hilft, dies zu verhindern. Der Kopf soll leicht zur kranken Seite geneigt sein.

Das *Liegen auf der betroffenen Seite* soll helfen, das richtige Körpergefühl wiederzugewinnen. Außerdem können Sie in dieser Lage die nicht betroffenen Glieder frei bewegen. Die betroffene Schulter muß gut nach vorne gebracht werden, der ausgestreckte Arm muß so

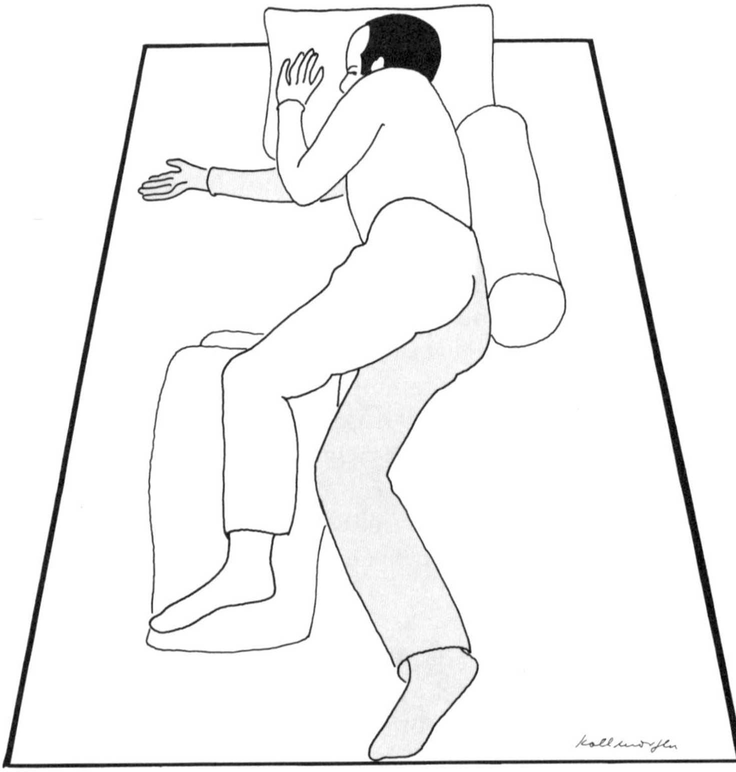

Liegen auf der betroffenen Seite

gedreht sein, daß die Handfläche nach oben zeigt. Das geschädigte Bein bleibt leicht gebeugt in bequemer Stellung. Das gesunde Bein ist in Hüfte und Knie angewinkelt und liegt ebenso wie der Kopf auf einem Kissen. Der Rücken ist durch ein Kissen oder eine zusammengerollte Decke gestützt.

Beim *Liegen auf der gesunden Seite* soll die Schulter der betroffenen Seite gut nach vorne gebracht werden und der gelähmte Arm kann im Ellenbogengelenk angewinkelt oder gestreckt mit der Handfläche nach unten auf einem Kissen liegen. Das betroffene Bein liegt ebenfalls auf einem Kissen, Hüfte und Knie sind leicht gebeugt. Das

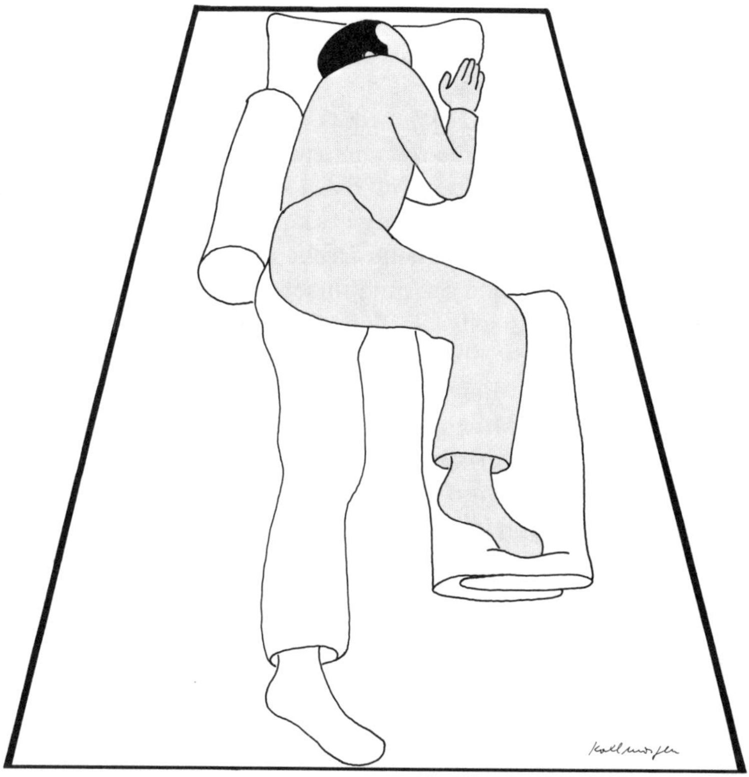

Liegen auf der gesunden Seite

gesunde Bein ist im Hüftgelenk gestreckt oder leicht gebeugt und soll bequem liegen. Der Rücken wird wieder mit einem Kissen oder einer Rolle gestützt. Kopf, Schultern und Rumpf sollten in einer Achse liegen.

Die Umlagerung, die alle zwei Stunden erfolgen sollte, dient verschiedenen Zwecken. Zunächst muß das Wundliegen verhindert werden. Der Fachausdruck hierfür ist *Dekubitusprophylaxe.* Diese ist besonders wichtig, wenn Sie auf einer Körperhälfte nichts spüren und diese nicht ausreichend durchblutet ist. Die im folgenden beschriebene Umlagerung soll darüber hinaus wieder einen natürlichen Bewegungsablauf anbahnen.

Beim Gesunden wird das Umdrehen im Bett dadurch eingeleitet, daß sich Kopf und Schulter zuerst in die Drehrichtung bewegen. Dies kann der Betroffene mit der gelähmten Seite nicht mehr. Beim Drehen auf die gesunde Seite fordert die Krankenschwester Sie auf, vor dieser Drehbewegung die Hände zusammenzufalten und die Arme gestreckt vor sich zu halten. Auf diese Weise zieht die gesunde Seite die kranke mit. Bei jeder Bewegung erklärt Ihnen die Krankenschwester, was sie tut. Sie hilft Ihnen beim Drehen durch richtiges Herumdrehen der Schulter. Versuchen Sie mitzumachen, so gut Sie es können, damit Sie diese Bewegung selbst lernen. Wenn noch Körperreaktionen vorhanden sind, dreht sich bei der Schulterbewegung auch das Becken und das Bein mit. Alle Bewegungen müssen langsam erfolgen und oft wiederholt werden. Mit zunehmenden Fortschritten wird die Krankenschwester nur noch verbessernd eingreifen, um Ihre Selbständigkeit zu fördern. Beim Drehen auf die betroffene Seite wird Ihnen die Krankenschwester helfen, den kranken Arm vorsichtig nach außen zu legen und wie die Schulter gut unterstützen. Damit Sie nicht auf die betroffene Seite rollen, bremst die Krankenschwester die Bewegung am Becken leicht ab. Sie werden bald bemerken, daß Ihnen die Drehbewegung auf die betroffene Seite leichter fällt als auf die gesunde, besonders, wenn Sie bei dieser Übung mit der Beugung des Armes beginnen und dabei die gesunde Schulter vorschieben.

Üben Sie, sobald wie möglich, das Sitzen auf der Bettkante! Das *Aufsetzen im Bett* erfolgt über die betroffene Seite. Dies ist zwar zunächst für Sie schwieriger, jedoch die bessere Übung. In den Muskeln werden Reaktionen ausgelöst, die wieder zu einem richtigen Spannungsverhältnis im Rumpf führen. Dieses fehlt Ihnen auf der betroffenen Seite.

Zu Beginn des Bewegungsablaufs »Aufsetzen« liegen Sie auf dem Rücken. Dann bewegen Sie das betroffene Bein allein oder mit Hilfe einer anderen Person so über die Bettkante, daß es im Knie gebeugt ist. Mit der gesunden Hand stützen Sie sich neben der kranken Körperseite ab, dabei dreht sich der Rumpf, und Sie können sich nun in die Sitzposition hochstemmen. Das gesunde Bein wird bei dieser Drehung ebenfalls zur Unterstützung des Gleichgewichtes über die Bettkante gebracht. Die andere Möglichkeit ist es, sich über die gesunde Seite aufzurichten.

Die Benutzung eines Bettbügels, des sog. »Galgens«, ist keine gute Lösung, denn sie führt naturgemäß dazu, den gesunden Arm zum Anheben zu benutzen und die notwendigen Übungen für den gelähmten zu unterlassen.

Alle Bewegungen, an denen Sie mitarbeiten, wenn auch zunächst mit Unterstützung, verbessern zusätzlich den Blutkreislauf. Sie beugen so der Bildung von Blutgerinnseln an den Gefäßwänden vor.

Wichtig ist, daß Krankenschwestern und Krankengymnastinnen nach den gleichen Prinzipien (z.B. nach Bobath) arbeiten. Alle vom Arzt angeordneten Maßnahmen sollten im Behandlungsteam besprochen und unter Berücksichtigung des Bobath-Konzeptes durchgeführt werden (siehe S. 59). Die Tätigkeiten des Teams werden später im einzelnen beschrieben (siehe S. 57).

Der Übergang auf die Allgemeinstation kann zunächst für Sie enttäuschend sein, weil Sie sich nicht mehr ganz so umsorgt fühlen. Hierfür gibt es mehrere Gründe: Die Zahl der Schwestern pro Patient ist auf der Intensivstation wesentlich höher, denn dort müssen Entscheidungen über Maßnahmen sekundenschnell getroffen werden. Die Allgemeinstation ist auch der erste Schritt zur Wiedereingliederung in Ihre frühere Umgebung. Sie erfordert ihre Mitarbeit, und alle dort Tätigen wollen Ihre Eigenaktivität herausfordern und stärken. Wenn Sie sich in dieser Phase beim Arzt erkundigen, welche Medikamente Sie gegen den »Schlaganfall« bekommen, so ist dies schon eine Eigenaktivität. Eine andere Eigenaktivität ist es, wenn Sie den anderen Mitgliedern des Teams Ihre Mitarbeit anbieten. Dies können Sie, falls Sie eine Sprachstörung haben, auch durch Gesten oder Handzeichen anzeigen. Ihre Mitarbeit wirkt sich positiv auf Ihre Genesung aus.

Die ersten Besuche im Krankenhaus

Obwohl Sie in den Tagesablauf des Krankenhauses stark eingebunden sind, werden Sie sich über die Anteilnahme der Menschen freuen, die Ihnen vor dem Schlaganfall wichtig waren. Möglicherweise haben Sie auch – vielleicht unbewußt – Angst davor? Auch bei denen, die Sie besuchen, ob Ehepartner, Freundinnen oder Freund, besteht eine Unsicherheit, denn sie wissen nicht, wie gut oder wie schlecht es Ihnen geht.

Schon auf der Intensivstation ist Besuch möglich. Das war früher noch anders. Damals glaubte man, daß der Besucher ein Störfaktor sei. Heute weiß man, daß der Besuch von Angehörigen einen positiven Einfluß auf den Verlauf der Krankheit haben kann. Manche Intensivstationen verfügen über eine Rufanlage an der Tür. Dort kann sich der Besucher bei der Schwester melden. Generell ist der Nachmittag für einen Besuch besser geeignet als der Vormittag. Grund hierfür sind die meist vormittags stattfindenden diagnostischen und therapeutischen Aktivitäten.

Auf der Intensivstation gibt es strenge Hygienevorschriften. Deswegen müssen die Besucher eventuell vor Betreten der Patientenräume sterile Schutzkleidung überziehen.

Der Besucher sollte sich sorgfältig überlegen, was er mitbringt. Blumen sind aus hygienischen Gründen nicht geeignet. Nahrungsmittel sollten nur nach Rücksprache mit dem Pflegepersonal übergeben werden. Da heute fast alle Stationen über Mikrowellengeräte verfügen, können zum Beispiel Lieblingsspeisen des Patienten aufgewärmt werden.

Das wichtigste Geschenk ist jedoch Ihr Besuch selbst!

Besucher sollten möglichst immer, bevor sie zum Patienten gehen, mit Arzt oder Schwester sprechen, damit sie über wichtige Veränderungen des Gesundheitszustandes unterrichtet sind. Sie sollten beim ersten Besuch dem Arzt auch wichtige Hinweise auf andere Erkrankungen des Betroffenen, wie zum Beispiel auf eine Zuckerkrankheit oder auf einen Bluthochdruck, geben. Wichtig sind auch Angaben zu den vorher regelmäßig eingenommenen Medikamenten und gegebenenfalls zum Alkoholkonsum.

Wenn Sie als Besucher am Bett stehen, denken Sie daran, wie empfindsam, ja überempfindlich der Kranke in dieser Situation sein kann. Sie sollten ihm daher ruhig gegenübertreten, denn ein unsicheres und ängstliches Verhalten des Besuchers kann die Angst des Kranken noch verstärken. Das sanfte Auflegen Ihrer Hand auf die seine, ein Streicheln oder ein fester Druck, wird er als Zeichen des Mitfühlens und der Aufmunterung verstehen.

Kann der Patient noch nicht gut sprechen, stellen Sie Fragen, die er mit Ja oder Nein beantworten kann. Ist ihm das Sprechen unmöglich, sei es, weil er noch künstlich beatmet oder über Sonde ernährt wird oder weil nach dem Schlaganfall eine Sprachstörung besteht (siehe S. 77), müssen Zeichen mit ihm vereinbart werden. Fragen Sie in diesem Fall beim Pflegepersonal nach eingeübten Zeichen. Diese können z.B. sein: Nicken oder Schütteln des Kopfes oder das Schließen der Augen für »Nein« und das Heben der gesunden Hand für »Ja«.

Besuchen mehrere Angehörige den Patienten gleichzeitig, sollten Sie mit Äußerungen untereinander sehr vorsichtig und nicht leichtfertig sein. Der Betroffene kann, auch wenn er schläfrig oder bewußtlos erscheint, Teile Ihrer Unterhaltung verstehen.

Auf der Allgemeinstation ist das Gespräch, insbesondere zwischen den Lebenspartnern, wichtig. Es sollte sich nicht lange bei Unverbindlichkeiten, wie Gespräche über Wetter und Essen aufhalten, sondern sich mit den bestehenden und zu erwartenden Problemen beschäftigen. **Die Krankheit darf nicht verdrängt, sondern muß von beiden angenommen werden.** Nur so können die Krankheit und ihre Folgen bewältigt und überwunden werden. Offen und ehrlich müssen die Probleme, seien sie beruflicher, wirtschaftlicher oder zwischenmenschlicher Art, angesprochen werden. Erwarten Sie jedoch nicht, daß sich alle Schwierigkeiten auf einmal lösen lassen. Es braucht dazu manchmal viel Zeit und gegenseitiges Verständnis. Die Zuversicht des Betroffenen, daß der andere für eine begrenzte Zeit seine Rolle mitübernimmt, gleichzeitig aber auf seinen Rat wert legt, hilft ebenfalls bei der Bewältigung der Krankheitsfolgen. Eine wiedergewonnene Vertrautheit gibt Mut und vertreibt den Gedanken an Resignation, vor dem sich beide hüten müssen.

Zeigen Sie als Partner, daß Sie bereit sind, bei der Lösung der genannten Probleme zu helfen. Schildern Sie, was Sie mit welchen Fachleuten besprochen haben, zum Beispiel mit dem Sozialarbeiter, dem Steuerberater etc., und erzählen Sie Ihrem Partner die Ergebnisse.

Dulde, trage.
Bessere Tage
werden kommen.
Alles muß frommen
denen, die fest sind.
Herz, altes Kind,
dulde, trage.

Christian Morgenstern

Rehabilitation statt Resignation – Umgang mit der Behinderung

Der Krankenhausaufenthalt dauert nun schon zehn Tage, davon fast eine Woche auf der Allgemeinstation. Den ersten Schock haben Sie und Ihre Angehörigen hinter sich und hoffentlich in der Zwischenzeit überwunden. Haben Sie in dieser Zeit eigentlich schon einmal das Wort *Rehabilitation* von Ihrem Arzt gehört? Wenn nicht, sollten Sie mit ihm über dieses Thema sprechen. Sind Sie nicht dazu in der Lage, weil Sie möglicherweise Schwierigkeiten im Finden und Aussprechen von Worten haben, sollten Ihre Angehörigen das tun.

Dieser Aufruf zum eigenen Handeln hat Gründe! Untersuchungen an der Gesamthochschule Kassel haben gezeigt, daß bei Menschen, die erstmals nach dem 69. Lebensjahr einen Schlaganfall bekamen, die Rehabilitation weitgehend vernachlässigt wird. Dies gilt besonders für die Akutkrankenhäuser ohne geriatrische (auf die Behandlung alter Menschen ausgerichtete) oder neurologische Abteilungen.

Sicher sind im Krankenhaus bei Ihnen die für das Leben wichtigen Funktionen, *Vitalfunktionen* nennt sie der Arzt, gut und sorgfältig wiederhergestellt worden. Dazu gehören Atmung, Kreislauf und die Nierentätigkeit. Doch haben Ihnen die Schwestern die richtige Lagerung gezeigt? Sind Sie alle zwei Stunden auf die andere Seite gedreht worden? Hat eine spezielle Fachkraft (die *Logopädin*) regelmäßig mit Ihnen geübt, wenn Sie sich sprachlich nicht ausdrücken konnten? Ist dies geschehen, war das der Beginn der Rehabilitation. In der Regel kommt jedoch nur die Krankengymnastin und versucht, die Funktionen von Arm und Bein zu bessern, sie betreibt somit nur einen Teil der Rehabilitation.

Hier stellt sich nun die Frage, was sich hinter dem Begriff *Rehabilitation* verbirgt. Es ist der Versuch, durch gezielte Beeinflussung der körperlichen und psychischen Funktionen Ihre Behinderung zu verbessern, um Sie dadurch wieder in Ihre frühere Umgebung einzugliedern. Nur so wird Ihre Unabhängigkeit wiederhergestellt, die

Sie zur Zeit verloren haben. Wenn dies im Einzelfall nicht möglich ist, soll wenigstens eine weitere Zunahme der Behinderung vermieden werden.

In die »frühere Umgebung wiedereingliedern« heißt, Sie wieder fähig zu machen, Ihren früheren oder einen anderen Beruf auszuüben. Wenn dies nicht erreichbar ist oder wenn Sie schon Rentner waren, ist es das Ziel, Ihnen die Rückkehr nach Hause zu ermöglichen, und zwar mit einem hohen Grad an Selbständigkeit in den Aktivitäten des Lebens. Sollte auch dies nicht gelingen, ist es das Ziel, daß Sie mit häuslicher Pflege auskommen.

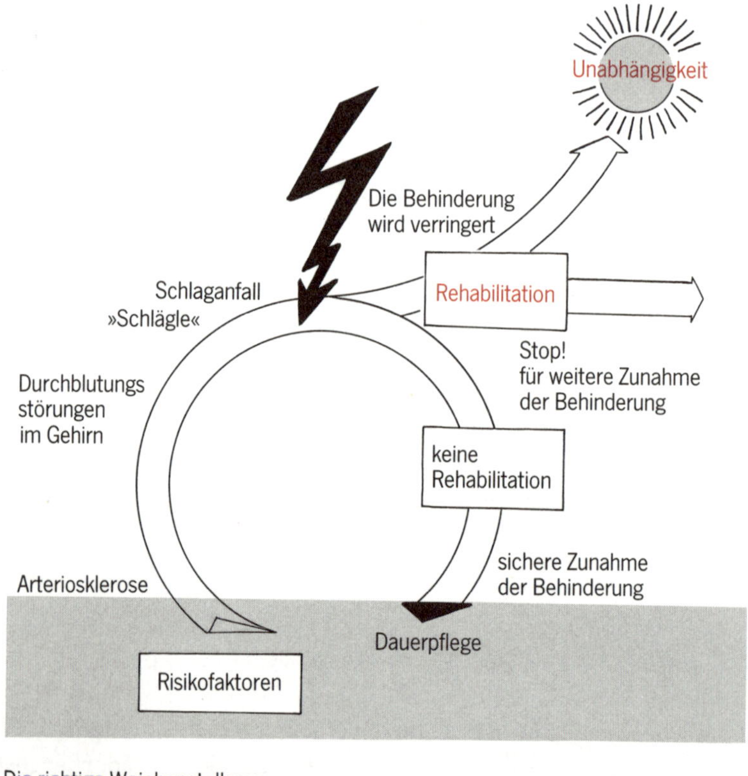

Die richtige Weichenstellung

Die Rehabilitation ist in der Regel das einzige Mittel, um die Einbahnstraße ins Pflegeheim zu vermeiden. Eine wissenschaftliche Arbeit hat gezeigt, daß von 72 älteren Schlaganfallpatienten, die vom Krankenhaus schon im Pflegeheim angemeldet waren, 54 bei intensiver Rehabilitation wieder in die häusliche Umgebung zurückkehren konnten. Zu denen sollten auch Sie gehören.

Voraussetzung für eine erfolgreiche Rehabilitation ist eine hohe Dichte der Behandlungen, wie sie zur Zeit nur in einer speziellen Rehabilitationsklinik möglich ist, es sei denn, eine der wenigen geriatrischen Kliniken oder eine neurologische Abteilung eines Krankenhauses liegen in der Nähe Ihres Wohnortes. **Dies bedeutet, daß im Anschluß an den Krankenhausaufenthalt eine stationäre Behandlung, Anschlußheilbehandlung (AHB), in einer Rehabilitationsklinik notwendig ist, die dann später ambulant am Wohnort fortgesetzt werden muß** (siehe S. 107). Wenn in der Zukunft die notwendige Dichte an ambulanten Behandlungsmöglichkeiten und das dazu gehörige Transportsystem vorhanden sind, wird die Entscheidung »stationär« oder »ambulant« einfacher sein. Dann ist nur die Schwere der Krankheit maßgebend, und man kann mit Recht sagen: Erst ambulant, dann stationär!

Hoffentlich haben Sie beim Lesen des Vorangegangenen durchgehalten! Sie oder Ihre Angehörigen sollten aufgerüttelt werden, *selbst* zu handeln. Ihr Ansprechpartner im Krankenhaus ist die Sozialarbeiterin. Sie kennt die geeigneten Rehabilitationseinrichtungen, sie wird auch mit dem Stationsarzt sprechen.

Das Behandlungsteam während der Rehabilitation

Sollte sich schon im Krankenhaus ein Rehabilitationsteam um Sie gekümmert haben, können Sie zufrieden sein, denn dann konnte die zielbewußte Behandlung der eingeschränkten Funktionen frühzeitiger beginnen. Ein solches Team ist eine wesentliche Voraussetzung für das richtige Durchführen der Rehabilitation. Es ist in der Rehabilitationsklinik sicher vorhanden. Wer gehört zu diesem Team? Die Ärzte, die Mitarbeiter des Pflegedienstes, der Krankengymnastik, der Ergothera-

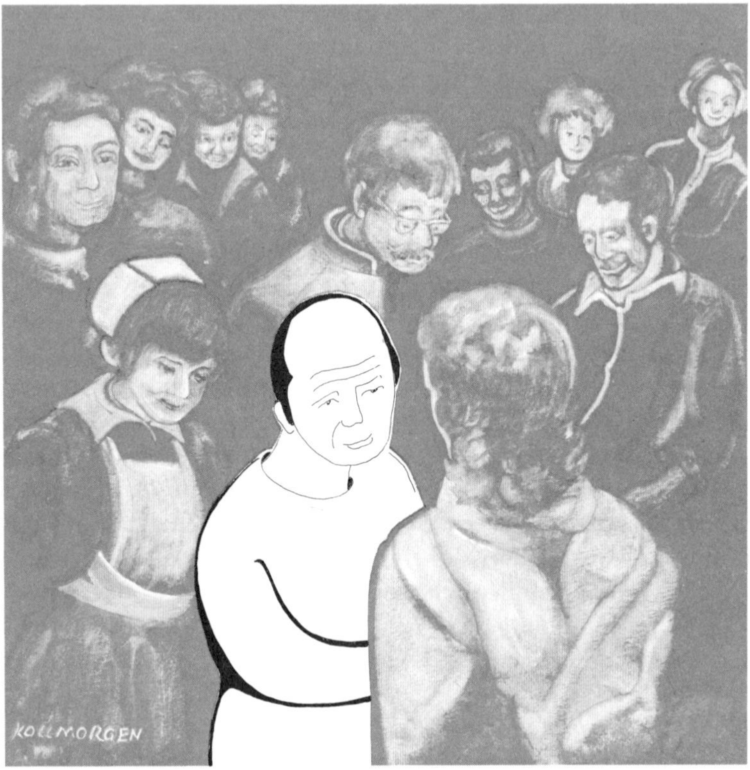

Das Team – auch die Angehörigen können helfen.

pie, der Logopädie, der klinischen Psychologie, wenn möglich auch ein Pädagoge, eine Kunsttherapeutin, eine Diätassistentin und die sehr wichtige Sozialarbeiterin. Doch ein Mitglied des Teams habe ich noch nicht genannt, das sind Sie, der Betroffene selbst! Ohne Ihre Mitarbeit läuft nichts!

Jedes Teammitglied, das ohne Abstimmung mit den anderen handelt, beeinträchtigt zwangsweise die Leistungsfähigkeit und den Erfolg des gemeinsamen Handelns.

Die ärztliche Betreuung

Der Arzt der Rehabilitationsklinik nimmt im Team eine Schlüsselstellung ein, da er die Arbeit der Teammitglieder koordiniert. Hierzu benötigt er:

- die hoffentlich vorhandenen Berichte aus dem Krankenhaus,
- seine eigenen Untersuchungen,
- die Untersuchungsergebnisse über Risikofaktoren,
- die Feststellung von Funktionsstörungen mit Hilfe der Mitglieder des Teams.

Nach diesen Unterlagen stellt er mit Unterstützung des Teams den Behandlungsplan auf. Ihm werden die Erfolge und Mißerfolge zurückgemeldet, und mit diesem Wissen legt er die Therapieschritte fest. Dies spielt sich für Sie meist unbemerkt ab, dient jedoch den Fortschritten in der Behandlung und verhindert zum Beispiel, daß Sie durch die Behandlung überlastet werden.

Der Arzt sorgt dafür, daß alle Therapeuten nach dem gleichen Konzept arbeiten, wenn sie Bewegungen anbahnen. In Ihrem Fall wird es in der Regel eine Behandlungsgrundlage nach Bobath sein. Deren Ziel ist es:

- die normale Muskelspannung in der hemiplegischen (halbseitengelähmten) Seite anzubahnen und wenn möglich wiederherzustellen. Dies geschieht durch Hemmung der Spastik (krampfhafte Muskelspannung),
- dem Betroffenen zu helfen, die verschieden reagierenden Körperhälften wieder zum Zusammenspiel zu bringen und eine Bevorzugung der gesunden Seite zu verhindern,
- die Asymmetrie durch Bevorzugung der gesunden Seite zu vermeiden und das fehlende Gleichgewicht wiederherzustellen,
- die gestörte Steuerung der Muskulatur zu verbessern,
- das Bewegungsausmaß einzelner Gelenke zu erweitern.

Mit diesen Maßnahmen soll eine Kontrolle über Haltung und Bewegung erreicht werden. Übungen mit festgelegtem Ablauf gibt es nach dem Bobath-Konzept nicht. Die notwendigen Bewegungsfolgen ergeben sich immer aus den Reaktionen, zum Beispiel einer zunehmenden Spastik des Betroffenen.

Der Arzt veranlaßt auch die Behandlung mit Medikamenten. Hier steht an erster Stelle die Verbesserung im Bereich der Herzarbeit und die Blutdruckregulierung, zum Beispiel durch die sogenannten ACE-Hemmer. Arbeiten Herz und Kreislauf zur Zufriedenheit, kann der Arzt unter Umständen gefäßerweiternde Mittel verordnen, um die gestörte Durchblutung zu steigern und damit eine bessere Ernährung des Hirngewebes zu erreichen. Auch Medikamente, die den Stoffwechsel des Gehirns verbessern, werden benutzt. Sie ermöglichen eine bessere Ausnutzung von Sauerstoff und Traubenzucker im Gehirn.

Mit dem Schlaganfall gehen bei etwa ein Drittel der Betroffenen seelische Veränderungen einher, die man mit Antriebshemmung, trauriger Verstimmung und Angst beschreiben kann. Der Arzt wird Ihnen gegenüber den Ausdruck *Depression* für diese Zustände benutzen. In einem solchen Fall kann er dann vorsichtig sogenannte »Stimmungsaufheller«, *Antidepressiva,* verordnen, um eine erfolgreiche Rehabilitation zu gewährleisten.

Da der ältere Mensch schon die verschiedensten Krankheiten haben kann (in der Einleitung wurden Beispiele dafür gegeben), können auch Gründe für die Gabe zusätzlicher Medikamente bei Ihnen vorliegen. Der Arzt wird dann nur die bei Ihrem Zustand zwingend notwendigen Medikamente verordnen und zusätzlich andere Behandlungsformen vorschlagen.

Besonders wichtig ist die geduldige Zuwendung des Arztes zum Betroffenen. Dies gilt für den Patienten, der sich mitteilen kann ebenso wie für den, der dies nicht kann, weil er mit dem Schlaganfall auch eine Störung der Sprache erlitten hat. Als »Der Kerker der Sprachlosigkeit« ist dieser Zustand einmal von einem erfahrenen Arzt benannt worden. Sie werden darüber im Abschnitt über die Sprachtherapie mehr erfahren (siehe S. 77). Wenn Sie zu den Sprachgestörten gehören, versuchen Sie zu verstehen, wie schwer es für den Arzt sein kann, herauszufinden, was Sie im Augenblick bewegt. Er benötigt in einem solchen Fall sicher die Angehörigen, um möglichst viele Einzelheiten Ihrer Lebensumstände zu erfahren, sie zu einem Bild zusammenzusetzen und damit sein Wissen über Sie zu vermehren. Dazu gehört auch die ständige Beobachtung, um aus Ihren Bewegungen die Bedeutung der Signale, die Sie ihm damit senden, richtig zu erkennen. Ihnen geduldig zuzuhören, Sie reden zu lassen, gleich wie leicht oder schwer es Ihnen fällt, und Ihnen bedächtig zu antworten, erleichtert ihm seine Aufgabe.

Ist Ihre Sprache nicht gestört, nutzen Sie jede Gelegenheit, um dem Arzt oder anderen Teammitgliedern gegenüber alle Sorgen und Ängste loszuwerden. Können Sie es durch die Sprachstörung nicht, versuchen Sie durch Gesten und Handlungen, das gleiche zu erreichen. Haben auch Sie Geduld, wenn die Findigkeit des Arztes zunächst versagt. Sollte er nicht die notwendige Geduld zeigen, dann halten Sie ihn ruhig einmal am Ärmel fest.

Es sind nun schon mehrere Male die Worte *Therapie* und *Therapeut* aufgetaucht. Sie kommen aus dem Griechischen und haben je nach Zusammenhang etwas verschiedene Bedeutungen des Wortstammes, die aber alle mit der Situation eines Kranken verknüpft sind. Zu den wesentlichen gehören: dienen, für etwas gut sein, beachten, hochachten, behandeln, pflegen und heilen.

Krankenpflege

Den ersten Kontakt mit der Krankenschwester hatten Sie schon im Krankenhaus, wenn Sie in der Intensivabteilung lagen, später aber auf der Allgemeinstation. In der Rehabilitationsklinik ist das Schwergewicht der Pflege weiter verschoben. Die Lagerung und die aktivierende Pflege nach einem neurophysiologischen Konzept (zum Beispiel nach Bobath) haben eine entscheidende Bedeutung, dazu gehören das Umlagern, Aufsetzen und Aufstehen. Der Ablauf dieser Vorgänge ist auf Seite 49–51 geschildert. Sie werden aber verstärkt aufgefordert, aktiv bei diesen Handlungen mitzumachen. All dies erfolgt in enger Zusammenarbeit der Teammitglieder.

Die Krankengymnastik

Auch für den Arbeitsbereich Krankengymnastik gilt, daß die Rehabilitation nur Erfolg hat, wenn der Betroffene von der Notwendigkeit seiner aktiven Mitarbeit überzeugt werden kann. Dies gelingt nur, wenn ihm jeder dafür notwendige Schritt vor der Durchführung erklärt wird. **Es ist unbedingt notwendig, das Gelernte dann auch alleine weiterzuführen.**

Die Krankengymnastin wird in enger Zusammenarbeit mit der Krankenschwester versuchen, durch die spezielle Lagerung und das Aufsetzen die richtigen Bewegungen anzubahnen. Dies kennen Sie schon aus der Zeit im Krankenhaus, in der Arm und Bein noch schlaff waren, oder die Gefahr groß war, bei falscher Lagerung Krämpfe zu bekommen. In der Regel treten noch während der schlaffen Lähmung die ersten Zeichen eines erhöhten Spannungszustandes in der Muskulatur auf. Zuerst sind Schulter-, Finger- und Zehenmuskulatur betroffen. Die Spannungsänderung im Muskel wird *Spastik* genannt. Sie kann beim Versuch, normale Bewegungsformen wiederzugewinnen, ein großes Problem werden. Zwar ist die Spastik im Liegen *kurzfristig* geringer, doch richtig durchgeführte Bewegungen vermindern *auf Dauer* die krampfartige Spannung in den oben genannten Muskelgruppen. Richtig durchgeführt bedeutet, daß alle im Team nach gleichen Grundvorstellungen handeln (siehe S. 59).

Die Arbeit der Krankengymnastin soll folgendes erreichen:

- Wiedererlangung der richtigen Körperhaltung,
- Wiedererlangung des Gefühls für das Gleichgewicht,
- Wiedererlangung des Körpergefühls (z. B. Schulter, Arm, Becken und Bein),
- Hemmung der krampfhaften Muskelspannung (Spastik),
- Anbahnung normaler, vor der Krankheit vorhandener Bewegungsformen.

Die Krankengymnastin wird Sie immer dazu anhalten, die kranke Seite statt der gesunden zu benutzen. Nur so kann sie erreichen, daß die betroffene Seite zu den früheren Bewegungen zurückfindet. Sie müssen ihr dabei helfen.

Sie haben mit Hilfe von Krankenschwester und Krankengymnastin gelernt, richtig zu liegen, sich umzulagern und sich auf dem Bettrand aufzusetzen. Das kontrollierte Sitzen ist am Bettrand wegen der unsicheren Sitzfläche erschwert. Ein Stuhl oder Hocker sind dafür besser geeignet. Diese müssen so hoch sein, daß bei rechtwinklig gebeugten Hüftgelenken und Knien Ihre Füße fest nebeneinander auf den Boden aufgesetzt sind.

Als Folge der Krankheit haben Sie das Empfinden für Ihre Körpermitte verloren. Die in der schlaffen Phase fehlende Muskelspannung der betroffenen Seite führt zu einer Beeinträchtigung des Gleichgewichts. Sie haben Angst, in Richtung der betroffenen Seite hin zu fallen und verlagern deshalb Ihr Gewicht auf die gesunde Seite. Um senkrecht sitzen zu können, muß die Körperhaltung beidseits im

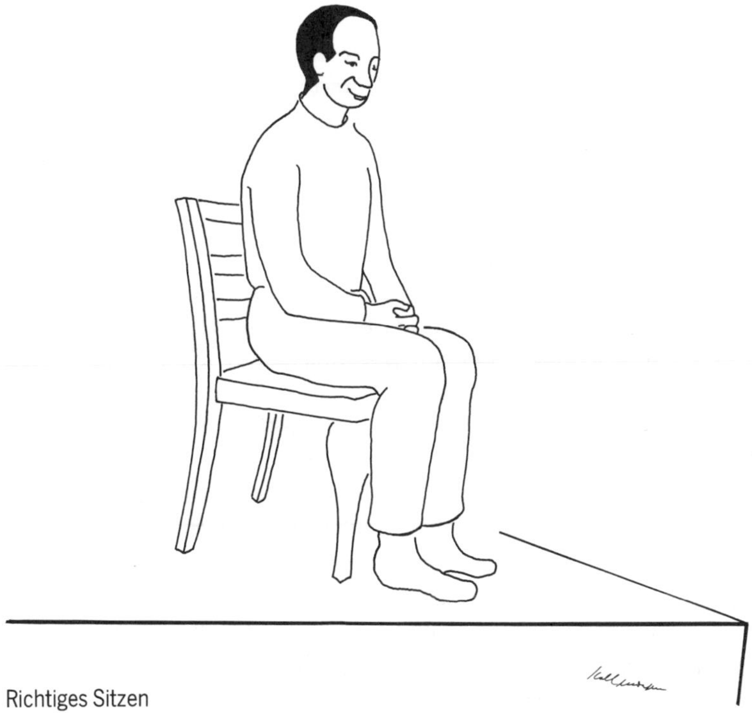

Richtiges Sitzen

Gleichgewicht sein und der Kopf aufrecht in der Mitte gehalten werden. Falsch ist es, wenn das Gewicht auf die gesunde Seite verlagert ist. Ebenso falsch ist die Neigung des Kopfes zur kranken Seite. Die beschriebene richtige Haltung muß, zunächst mit Hilfe der Krankengymnastin, gelernt werden. Sie zeigt Ihnen auch, wie durch wechselndes Übereinanderschlagen der Beine – dabei sollte bevorzugt das betroffene Bein über dem gesunden liegen – und durch wechselndes Vorwärtsbewegen des Beckens im Sitzen das Gefühl für das Gleichgewicht gefördert werden kann. Sie werden spüren, daß die Therapeutin ihre Hilfe zurücknimmt, wenn sie merkt, daß Ihre eigenen Aktivitäten erfolgreicher werden.

Sollten Sie länger sitzen, müssen Sie einen Tisch vor sich haben, auf den Sie Ihre Arme legen. Dabei sollten möglichst die Hände gefaltet sein und der Daumen der betroffenen Hand oben liegen. So führen Sie mit dem gesunden Arm den betroffenen und verringern dabei die beschriebene Spannung in den Muskeln, die »Spastik«. Der Blick sollte immer wieder auf den betroffenen Arm gerichtet werden.

Wenn Sie aufrecht sitzen können, lernen Sie das Aufstehen. Dazu strecken Sie beide Arme mit gefalteten Händen nach vorne, rutschen auf dem Stuhl oder Hocker an die vordere Kante und verlagern dorthin Ihr gesamtes Körpergewicht. Beim Aufstehen sollen die Füße parallel oder der gesunde Fuß vor dem kranken steht. Sie müssen sich dann in den Hüften gut nach vorne neigen und so das Gewicht auf die Beine verlagern. Die größere Last wird auf dem betroffenen Bein liegen. Seien Sie nicht unglücklich, wenn anfangs das Hinsetzen schwerer fällt als das Aufstehen und Sie oft mit dem Gesäß auf den Sitz fallen. Eines Tages werden Sie auch das Hinsetzen wieder beherrschen.

Aufstehen zu können, bedeutet noch lange nicht, stehen zu können. Auch diesen Bewegungsablauf müssen Sie sich neu aneignen. Haben Sie Geduld, wenn die Krankengymnastin nichts überstürzt oder ein zu häufiges Wiederholen abbremst. Erst sollten Sie sicher stehen, bevor Sie mit dem Gehen anfangen. Beim Stehen muß das Gewicht gleichmäßig auf beiden Beinen ruhen. Eine Voraussetzung für das Gehen ist das Strecken und Beugen beider Knie. Während Sie diese Bewegungen durchführen, steht die Krankengymnastin an Ihrer Seite und gibt Ihnen notfalls Halt und das Gefühl der Sicherheit. Richtig stehen Sie mit dem Blick nach vorne bei hochgehaltenem Kopf und mit vollem Gewicht auf dem betroffenem gestreckten Bein. Zur Unterstützung hat die Krankengymnastin die Hand um Ihre Taille gelegt und bringt die Hüften nach vorne. Sie heben nun die Ferse des gesunden Fußes vom Boden ab, versuchen, das Gleichgewicht auf dem betroffenen Bein zu halten und setzen einen kleinen Schritt vor und wieder zurück.

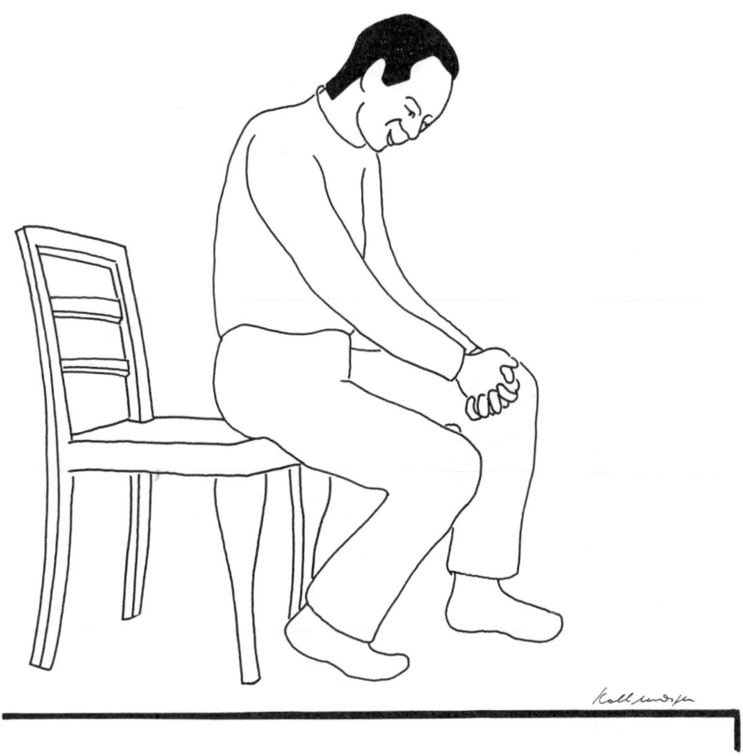

Vorbereitung des Aufstehens

Bis Sie wieder gleichmäßig lange Schritte durchführen können, benötigen Sie noch viele Hilfen der Krankengymnastin, besonders für Ihren betroffenen Fuß. Das Gehen sollte von Anfang an möglichst ohne Stock erfolgen, damit die Anbahnung dieser Bewegung gelingt. Der Stock ist nur aus Sicherheitsgründen eine Hilfe, wenn Sie ohne Begleitung gehen. Sie sollten ihn aber erst benutzen, wenn Sie sich auch ohne ihn, mit richtiger Haltung und im Gleichgewicht, vorwärts bewegen können.

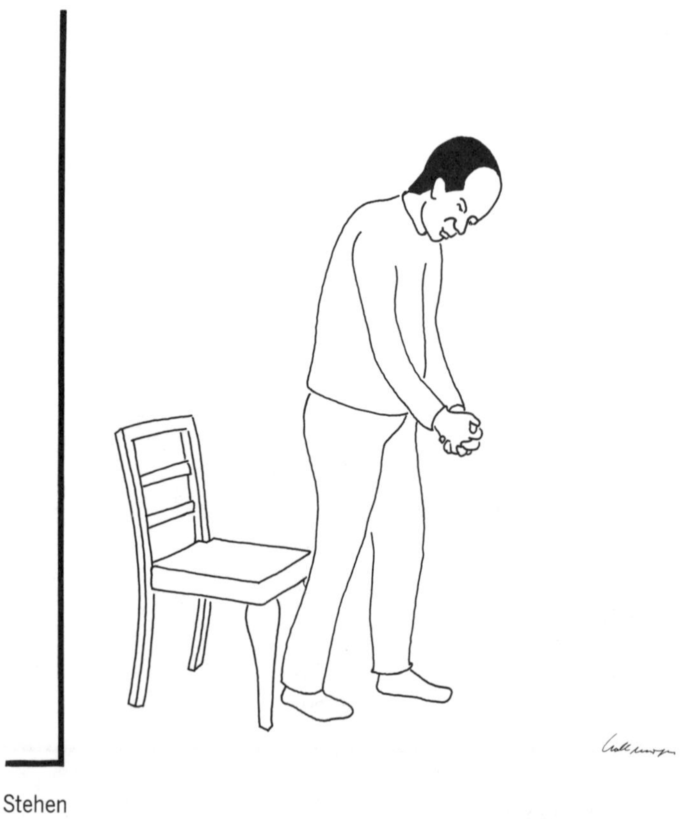

Stehen

Eine wesentliche Vorbereitung für das selbständige Leben zu Hause ist die richtige Benutzung der Treppe. Dabei steht die Krankengymnastin neben Ihrer betroffenen Seite und gibt Ihnen so das Gefühl der Sicherheit. Auf der gesunden Seite benötigen Sie einen Handlauf. In der Rehabilitationsklinik sind in der Regel auf beiden Seiten der Treppe Handläufe vorhanden. Im Wohnhaus befindet er sich nur am freien Treppenrand. Wenn Sie beim Abwärtsgehen keinen an Ihrer gesunden Seite vorfinden, kann es besser sein, mit dem Gesicht zum vorhandenen Handlauf seitwärts Stufe um Stufe herunter zu gehen. Das gleiche gilt für das Aufwärtsgehen.

Dies klingt alles so einfach. Doch Sie werden in diesem Buch nur in die Grundzüge des Aufsitzens, des Aufstehens und des Gehens eingeführt. In einem wichtigen Fachbuch für die Krankengymnastik beim Schlaganfall (siehe Literaturverzeichnis) werden für den Abschnitt der Wiederanbahnung richtiger, normaler Bewegungen fast 35 Seiten benötigt. Die Krankengymnastin, die diese Übungen auf der Basis des Bobath-Konzeptes beherrscht, hat dafür nach ihrer Ausbildung noch zahlreiche Kurse besucht.

Ihr Bein ist nur ein Teil der gelähmten Körperhälfte. So wird sich die Krankengymnastin auch um die Schulter, den Arm und die Finger kümmern. Sie selbst merken, daß Sie den Arm nicht gegen die Schwerkraft heben können. Die Schulter ist geneigt und zeigt nach hinten, der Arm ist im Ellenbogen gebeugt, der Unterarm nach innen gedreht, die Hand zu einer Faust geformt, und der Handrücken zeigt nach oben. Das Ziel der Behandlung ist es, die Schulter nach vorn zu führen, den Arm wieder im Ellenbogen strecken zu können, den Unterarm nach außen zu drehen und die Hand mit leicht geöffneter, nach oben zeigender Handfläche zu halten. Für Schulter und Arm gibt es viele Bewegungsabläufe, die die Krankengymnastin mit Ihnen durchführen wird.

Doch Sie haben noch einen zweiten Helfer! Dies ist Ihr gesunder Arm. Er soll aber möglichst nicht die Arbeit des gelähmten übernehmen, sondern diesen bei den notwendigen Bewegungen führen und unterstützen. Im Sitzen, besser im Stehen, falten Sie die Hände, wie Sie es schon gelernt haben. Dabei liegt der Daumen der betroffenen Hand über dem gesunden Daumen. Das Handgelenk soll gestreckt und der Unterarm leicht nach außen gedreht sein. Nun bewegen Sie unter Führung des gesunden Armes beide Arme mit gestrecktem Ellenbogen über den Kopf und legen dann die Hände erst auf den Kopf, dann hinter den Kopf und heben sie wieder hoch. Danach führen Sie die Hände vor die Brust, strecken die Arme nach vorne und versuchen mit den Händen, die Wand vor Ihnen zu berühren. Der betroffene Arm darf sich nicht tiefer als der gesunde befinden. Schaffen Sie es nicht, dann sollten Sie die Arme wieder über den Kopf hochheben, den Rumpf zur gesunden Seite hin beugen und nun die Arme wieder zur Wand hin strecken. Meist ist es für Sie so leichter, den kranken Arm auf der gleichen Höhe des gesunden zu halten.

Ein anderer Bewegungsablauf ist folgender: Sie heben die Arme in der beschriebenen Weise über den Kopf, jedoch sollen nun die Handflächen mit den Fingern nach oben gegen die Wand zeigen und Schultern und Ellenbogen auf gleicher Höhe sein. Sie können dann mit den flach an der Wand liegenden Händen nach oben, unten oder zur gesunden Seite gleiten.

Eine weitere Möglichkeit ist es, die Hände nach unten auf einen Tisch zu legen, sie dann zu trennen und etwas zurückzugehen, damit der Rumpf mit nach vorne gebrachten Schultern gestreckt wird. Dann schreiten Sie wieder nach vorne und lassen die Hände auf dem Tisch abgestützt, wobei der Daumen der betroffenen Hand abgespreizt und die Finger auseinandergespreizt sind. Solange dies noch nicht allein geht, können Sie mit der gesunden Hand nachhelfen.

Das Aneignen der geschilderten Bewegungsabläufe und ihr Weiterführen zu Hause dient der Beweglichkeit des Rumpfes von Schulter bis Becken unter gleichzeitiger Gewichtsbelastung beider Beine. Es soll Ihnen Erleichterung bei den alltäglichen Bewegungen geben.

Hilfe zu Selbsthilfe ist ein großes Ziel. Der Weg ist weit, aber er lohnt sich.

Ergotherapie

Sicher werden Sie sehr bald dem Ergotherapeuten vorgestellt. Wenn Sie in seine Behandlungsräume kommen, werden Sie vielleicht denken, was soll das alles? Denn Sie sehen Menschen, die weben, malen, flechten oder töpfern. Der erste Eindruck von diesen Beschäftigungen – die *Ergotherapie* wurde noch vor wenigen Jahren *Beschäftigungstherapie* genannt – ist nur oberflächlich. Der folgende Abschnitt soll ein besseres Verständnis für diese wichtige Therapieform wecken.

Der Ergotherapeut setzt die Bemühungen der Krankengymnastik fort, die Spastik durch die Anbahnung richtiger Bewegungsabläufe zu hemmen. Er benutzt ebenfalls das Bobath-Konzept. Seine Tätigkeit gilt dem Ziel, besonders Arm und Hand wieder zu befähigen, Bewegungen des täglichen Lebens oder Ihres Berufes durchzuführen. Er beschränkt sich jedoch nicht nur auf Arm und Hand, sondern bezieht den ganzen Körper mit ein. Auch eine an sich einfache Arbeit, wie das Putzen eines Fensters, erfordert ein Zusammenwirken von Hand, Arm, Schultergelenk, Rumpf, Beine und Kopf.

Da der Ergotherapeut an der Teambesprechung teilnimmt, kennt er Ihre ganz persönlichen Schwierigkeiten mit der Bewegung und der Wahrnehmungsfähigkeit. Dazu können gehören:

- die Zweiteilung des Körpers mit der Vernachlässigung der betroffenen Seite,
- das Abweichen von der Mitte des Körpers,
- das gestörte Gefühl des Gleichgewichts, und das Fehlen seines automatischen, also unbewußten Ausgleichs,
- die gestörte Steuerung der Bewegung,
- die Unmöglichkeit, einzelne Körperabschnitte wie Arm und Hand getrennt voneinander zu bewegen,
- die Störungen im Zusammenspiel beider Hände,
- begleitende Störungen der Wahrnehmung.

Haben Sie nicht schon beobachtet, daß Sie sich nach der gesunden Seite hin orientieren, diese bevorzugen und dabei die kranke ganz vernachlässigen, ja sie vielleicht schon abgeschrieben haben? Eine solche Vernachlässigung wirkt sich nachteilig auf das Sitzen wie Stehen aus. Hemmend für den Fortschritt der Rehabilitation ist das Bemühen, alles mit der *gesunden* Seite zu tun. Der Stock in der gesunden Hand ist fast ein Symbol dafür. Der Ergotherapeut bemüht sich, die *betroffene* Seite zu aktivieren. Er sorgt dafür, daß Handreichungen aus der Umgebung immer von der betroffenen Seite auf Sie zukommen. Schon von der Krankengymnastin haben Sie gelernt, die behinderte Seite stets im Blickfeld zu behalten. Beim Sitzen legen Sie mit Hilfe des gesunden Armes den gelähmten auf den Tisch.

Die Folgen Ihrer Vernachlässigung der betroffenen Seite können vielfältig sein. Durch die fehlerhafte Muskelspannung kann sich Ihre Körpermittellinie verschieben und so zu einer Seitenungleichheit führen. Wenn Sie im Sitzen das Gewicht zur gesunden Seite hin verlagern, nähern sich Schultergürtel und Becken. Der Kopf ist zur kranken Seite geneigt, jedoch zur gesunden Seite gedreht. Auch beim Gehen wirken sich diese Folgen aus. Treffend haben es die Schöpfer des Bobath-Konzeptes beschrieben: *»Das Gehen ist ein ständiges Verlieren und Zurückgewinnen des Gleichgewichts.«*

Ich möchte versuchen, Ihnen diese Arbeit des Ergotherapeuten an praktischen Beispielen verständlich zu machen. Kamen Sie vor ihrer Krankheit durch ein unerwartetes Stolpern aus dem Gleichgewicht, konnten Sie unbewußt (automatisch) reagieren und sich wieder auffangen. Jetzt, nach dem Schlaganfall, sind die unbewußten Muskelbewegungen, die Sie für das Gleichgewicht benötigen, gestört und Sie fallen. Daher müssen diese wieder angebahnt werden.

Beim vorher erwähnten Fensterputzen kann es für Sie unmöglich sein, folgende Bewegungen gleichzeitig durchzuführen: das Drehen des im Schultergelenk gebeugten Oberarmes um seine Längsachse, das abwechselnde Strecken und Beugen des Handgelenkes bei gebeugtem Ellenbogen und das Halten des Fensterwischers mit gebeugten Fingern.

Nach dem Schlaganfall können Sie vielleicht nicht mehr das eine Gelenk beugen und gleichzeitig das andere strecken, sondern alle Gelenke des Armes wechseln von starker Beugung zu stärkster Strekkung. Ähnlich kann es sich mit den Beinen verhalten und dadurch das Gehen erschweren. Solche nicht an die Aufgabe angepaßten Bewegungen müssen durch Üben gehemmt werden, um an ihrer Stelle einen normalen Bewegungsablauf anzubahnen. Auch wenn Sie mit Hilfe des Ergotherapeuten schon zweckmäßige Arm- und Handfunktionen erreicht haben, ist die Zusammenarbeit *(Koordination)* nicht immer möglich. Sie werden daher mit ihm Tätigkeiten üben, die den Gebrauch beider Hände erfordern. Seien Sie nicht unzufrieden, wenn mit der betroffenen Hand bei den schwierigen Bewegungen zunächst nur der gesunden Hand zugearbeitet wird.

Die gestörte Empfindung *(Sensibilität)* ist gerade für den behinderten Arm und die Hand besonders schwerwiegend, denn ohne Gefühl besteht die Gefahr, daß Sie sie vernachlässigen. Dinge, die Sie in der Hand halten, lassen Sie, wegen des fehlenden Gefühls, bei Ablenkung leicht fallen. Einem heißen Topf z. B. sieht man die Hitze nicht an. Legen Sie die gefühlsgestörte Hand an den Topf, können Sie schwerste Verbrennungen bekommen. Aus diesen Gründen wird der Ergotherapeut zusätzlich vermehrt Sensibilitätsübungen in das bestehende Programm einbauen, sobald sich Arm- und Handfunktionen verbessert haben.

Für alle beschriebenen Probleme gibt es ergotherapeutische Lösungen. Hier sollen einige dargestellt werden: Ob Sie sitzen oder liegen, Sie sollten, wie gelernt, regelmäßig die Stellung des Rumpfes und der Schulter bis zum Handgelenk überprüfen. Zum Erreichen erster Bewegungen bei vollkommener Lähmung von Arm und Hand dient das beidarmige Ballrollen auf dem Tisch mit einem Partner. Wichtig sind dabei

- die gefalteten Hände (der Daumen der betroffenen Hand liegt oben),
- der nach außen gedrehte Unterarm,
- das gestreckte Ellenbogengelenk,
- die nach vorne gebrachte Schulter.

Diese beschriebene Handstellung kann auch zum Greifen benutzt werden. Eine andere Übungsmöglichkeit ist das beidarmige

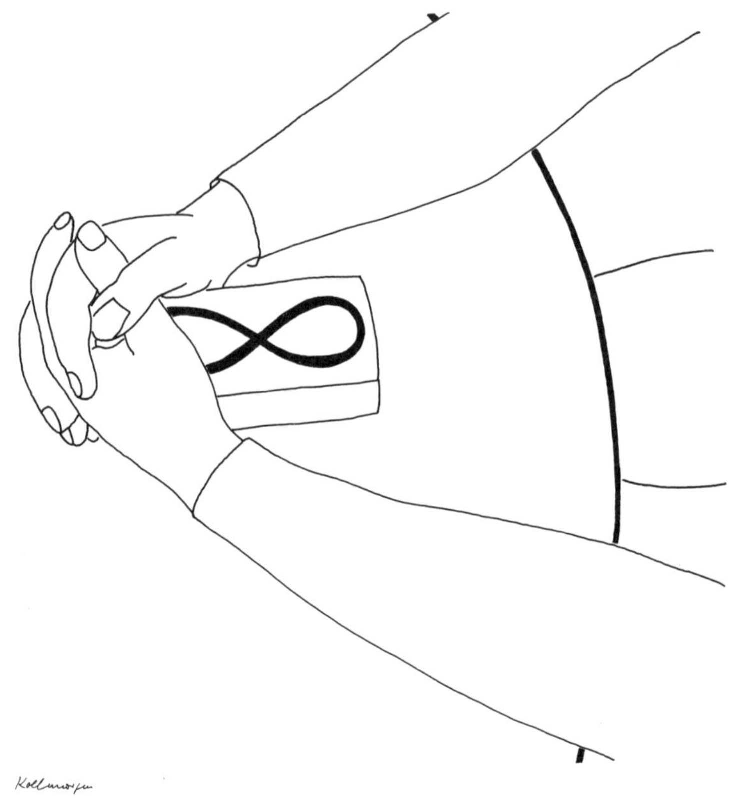

Karten sortieren – eine Greifübung

Verschieben und Sortieren von Pappen mit aufgemalten Zahlen. Das Feld muß größer sein als die Fläche der zusammengefalteten Hände. Eine ähnliche Übung ist das beidhändige Wischen mit einem Staubtuch. Hierbei legen Sie die betroffene Hand mit gespreizten Fingern auf das Staubtuch. Wenn Sie nun die Finger der gesunden Hand zwischen die der kranken legen, können Sie unter deren Führung wischen.

Tritt schon geringe Armfunktion auf, spüren Sie es häufig selber daran, daß der betroffene Arm leichter wird. Jetzt können Sie auf einem großen, glatten Tisch nur mit Arm und Hand der betroffenen Seite aufgedeckte Karten aus einem doppelten Kartenspiel zu Paaren zusammenschieben. Die Hand ist dabei gestreckt, der ganze Unterarm liegt auf dem Tisch. Gleiten Arm und Hand schlecht, kann etwas Talkumpuder auf den Tisch gestreut werden. Der gesunde Arm bleibt unter der Tischfläche. Zur weiteren Verbesserung der Armfunktion wird der Ergotherapeut Sie auffordern, mit der gesunden Hand schwierigere Aufgaben durchzuführen. Dabei übernimmt die betroffene Hand die Stütz- und Haltefunktion. Auf diese Weise wird die krankhaft erhöhte Muskelspannung des Armes verringert und das Zusammenspiel geübt.

Wenn Sie Gegenstände schon greifen können, wird dies für Sie anspornend sein, die Funktionen des Armes weiter zu verbessern. Wichtig ist nicht nur das Greifen, sondern auch das Loslassen des Gegenstandes an einer geplanten Stelle. Dies können Sie an Stempeln mit großen kugelförmigen Griffen üben, mit denen Sie zum Beispiel Stoffe bedrucken.

Wenn der Arm schon über die Waagerechte gehoben werden kann und grobe Greiffunktionen möglich sind, kann die abgestimmte Bewegung der betroffenen Seite noch mühsam sein. Der Ergotherapeut wird jetzt neben Steckspielen schon manche Bewegungsformen von Tätigkeiten im Haushalt in das Programm aufnehmen. Er achtet allerdings immer darauf, daß bei beidhändigen Bewegungen die kranke Seite nicht vernachlässigt wird. Dadurch werden erhöhte Muskelspannung und falsche Bewegungsformen verhindert.

Sobald eine gute Arm- und Greiffunktion erreicht ist, werden die feinen Bewegungen gelernt. Diese waren Ihnen vor der Krankheit selbstverständlich. Jetzt merken Sie ihr Fehlen zum Beispiel beim

- Aufschließen eines Schlosses,
- Schließen eines Druckknopfes,
- Führen des Rasierapparates,
- Salzen und Würzen.

Zum Lernen der feinen Bewegungen wird Sie der Ergotherapeut mit dem Peddigrohrflechten vertraut machen. Es hat besondere Vorteile. Die Arbeit kann zum Bewegen der Schulter in verschiedenen

Ebenen durchgeführt werden. Der lange Peddigrohrfaden erfordert neben der Streckung des Ellenbogens und dem Beugen und Strecken in Handgelenk und Fingern zusätzlich Ausdauer, Konzentration und Aufmerksamkeit.

Empfindungs- und Bewegungsstörungen sind oft eng miteinander verbunden und können sich gegenseitig beeinflussen. So treten Veränderungen der Oberflächenwahrnehmung auf, wie zum Beispiel das Unterscheiden von spitz und stumpf und von warm und kalt. Die Folgen, die beim Verlust dieser Empfindungen entstehen, kann man sich ausmalen. Fehlt die Wahrnehmung in der Tiefe *(Tiefensensibilität)* sowie die der augenblicklichen Gelenkstellung, sind zielgerichtete Bewegungen erschwert.

Am meisten werden Sie aber die fehlenden Fähigkeiten behindern, die Form, Größe und Oberflächenbeschaffenheit eines Körpers mit geschlossenen Augen zu ertasten. Diese Fähigkeiten geben Ihnen erst die Möglichkeit, einen Gegenstand auch im Dunklen zu erkennen. Wollen Sie beispielsweise aus einer Handtasche, in der sich Schlüsselbund und Geldbörse befinden, eins von beiden herausholen, gelingt Ihnen dies nicht. Sollten Sie durch Zufall das Richtige gegriffen haben, können Sie aber vielleicht nicht mehr die Bartseite des Sicherheitsschlüssels von seiner glatten Kante unterscheiden. Für die Behandlung dieser Störung ist ebenfalls die Minderung der Muskelspannung der erste Schritt.

Manche beschriebenen Bewegungsübungen sind gleichzeitig mit Behandlungen der Sensibilitätsstörungen verbunden. So wird zum Beispiel beim Verschieben der Handfläche auf dem Tisch die Oberflächenempfindung durch die Reibung angeregt und beim Abstützen auf den betroffenen Arm die Tiefesensibilität und die Lageempfindung der Gelenke.

Das Beurteilen zum Beispiel der Oberflächen von Seidenstoffen, Schaumstoffen und Sandpapier muß ebenfalls neu gelernt werden. Dabei kann zunächst das Auge als Hilfe dienen, später wird der Vergleich der Oberflächen mit geschlossenen Augen durchgeführt. Ferner können Gegenstände aus einem Behälter mit Sand, Kies, kleinen Styroporkugeln oder mit Wasser herausgesucht und beschrieben werden.

Eiseinreibungen, Streichen und Beklopfen gehören ebenfalls zur Behandlung. Der Ergotherapeut wird allerdings an der Innenseite von Hand und Arm besonders vorsichtig sein, um die Verstärkung der Spastik durch die Reize zu vermeiden.

Eine besondere Situation ergibt sich, wenn die vorherrschende Seite geschädigt ist. Sind Sie Rechtshänder, muß die linke, gesunde Seite durch ein Geschicklichkeitstraining gefördert werden. Es ist während der stationären Rehabilitation noch nicht sicher abzusehen, inwieweit die Funktionen der betroffenen Körperhälfte gebessert werden können. So muß die linke Hand beim Rechtshänder viel lernen, damit diese, wenn die rechte Hand möglicherweise bleibende Funktionsausfälle hat, für die Selbsthilfe geübt ist. Dazu gehört die Fähigkeit zum Brotstreichen, Schneiden, Essen, Ankleiden, zur persönlichen Hygiene und zu anderen Verrichtungen des täglichen Lebens sowie das Schreibtraining nach Rücksprache mit der Logopädin.

Das Schreibgeläufigkeitstraining beginnt mit dem Zeichnen großer runder Formen wie Ovale, Kreise, Spiralen und Achten als Vorübung. Benutzt wird ein weicher Stift und Packpapier. Die spielerischen Schwünge tragen zur Lockerung bei. Dann werden bei gleichen Bewegungsabläufen Größe und Bewegungsrichtung verändert, schließlich Buchstaben und ihre Verbindungen geübt. Es geht dabei nicht um Schönschreiben, da dies verspannt und ermüdet (siehe Abbildungen Seite 76 und 77).

Schließlich werden Sie durch den Ergotherapeuten auf die berufliche Wiedereingliederung, den Haushalt und Ihre Hobbies vorbereitet. Waren Sie noch berufstätig, sollten Sie versuchen, an den früheren Arbeitsplatz zurückzukehren. Beschreiben Sie dem Ergotherapeuten möglichst genau Ihre bisherigen Tätigkeiten, damit er schon bei den Übungen darauf Rücksicht nehmen kann. Zum Beispiel wird ein Archivator oder Registrator Bücher oder Akten in Regale stellen. Dies muß er unbedingt im Zusammenspiel mit Armen und Händen üben. Beim Schreibmaschinentraining für Einhänder ist die Seitengleichheit beim Sitzen und die richtige Haltung unbedingt notwendig, um Verspannungen zu vermeiden. Waren Sie nicht außerhalb berufstätig, sondern haben im Haushalt gearbeitet, oder sind Sie alleinstehend, wird schon in der Rehabilitationsklinik das Haushaltstraining beginnen, immer unter Einbeziehung der betroffenen Seite.

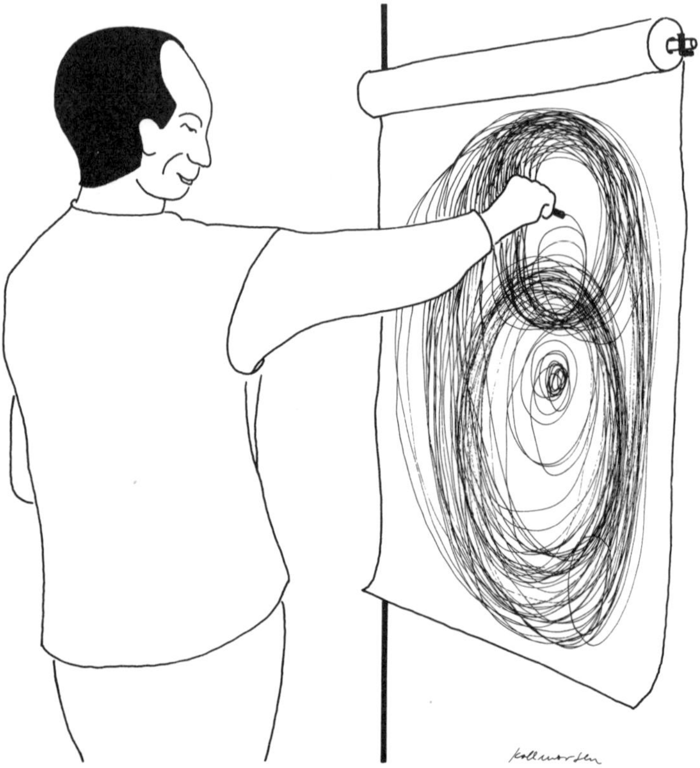

Vorübung für die Schreibgeläufigkeit

Stellen Sie immer wieder Fragen nach dem *Sinn von Übungen,* damit Sie zu Hause schädliches Handeln vermeiden können. Ihre Angehörigen sollten ebenfalls mit dem Ergotherapeuten in Kontakt stehen, damit sie für die Fortsetzung Ihrer Übungen zu Hause Verständnis haben.

Der Ergotherapeut wird versuchen, Ihnen einen Kollegen in Ihrer Wohngegend zu vermitteln. Die ambulante Fortsetzung der Ergotherapie ist oft noch notwendig. Ihr Hausarzt kann sie bei Ihrer gesetzlichen Krankenkasse beantragen.

Haben Sie Geduld, viel Geduld!

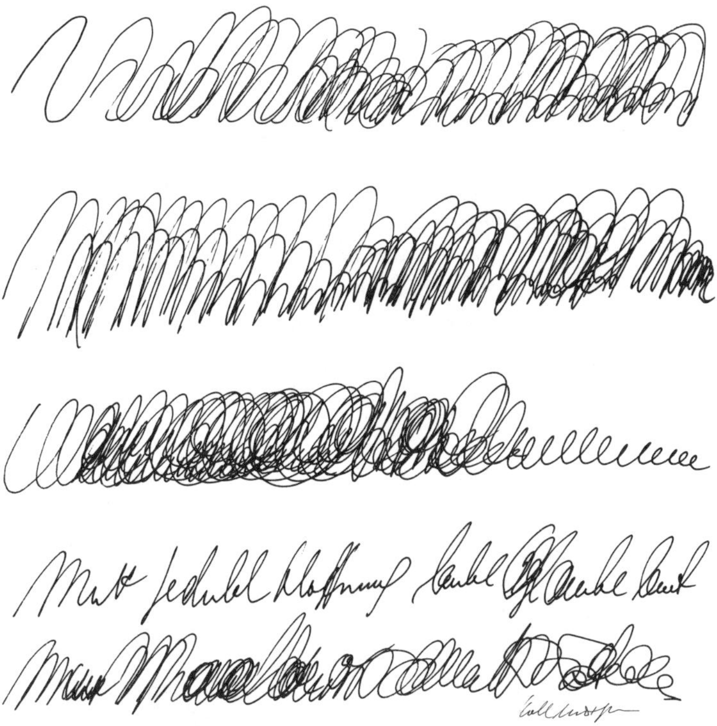

Lockerungsübungen. Auf Schönschreiben kommt es nicht an.

Sprachtherapie (Logopädie)

Ungefähr ein Viertel aller Schlaganfallpatienten wird von einer Sprachstörung betroffen, einer vollständigen oder teilweisen Unfähigkeit, mit der Sprache umzugehen. Der Fachausdruck hierfür ist *Aphasie*. Die Ursache der Aphasie ist in der überwiegenden Mehrzahl der Schlaganfall. Es handelt sich dabei nicht nur um eine Störung des Sprechens. Der Betroffene hat die Fähigkeit ganz oder teilweise verloren, sich sprechend oder schreibend mit anderen Menschen zu verständigen. Nur in den schwersten Fällen können die Patienten weder sprechen, schreiben, lesen oder verstehen, meistens bleiben noch Reste dieser Fähigkeiten erhalten. Der linken Gehirnhälfte kommt in diesem

Zusammenhang eine große Bedeutung zu. Etwa 90–95% aller Menschen sind Rechtshänder, ihr Sprachzentrum liegt links.

»Wenn ich doch wieder sprechen könnte...!» Diesen Wunsch werden die Sprachtherapeuten und ihre Angehörigen auch unausgesprochen von Ihren Augen ablesen. Als Betroffener empfinden und denken Sie wie ein Gesunder. Die Tatsache, daß Sie Ihr Empfinden, Denken und Planen nicht sprachlich ausdrücken können steht jedoch wie eine unüberwindbare Mauer um Sie herum. So war der schon benutzte Ausdruck »Der Kerker der Sprachlosigkeit« zu verstehen.

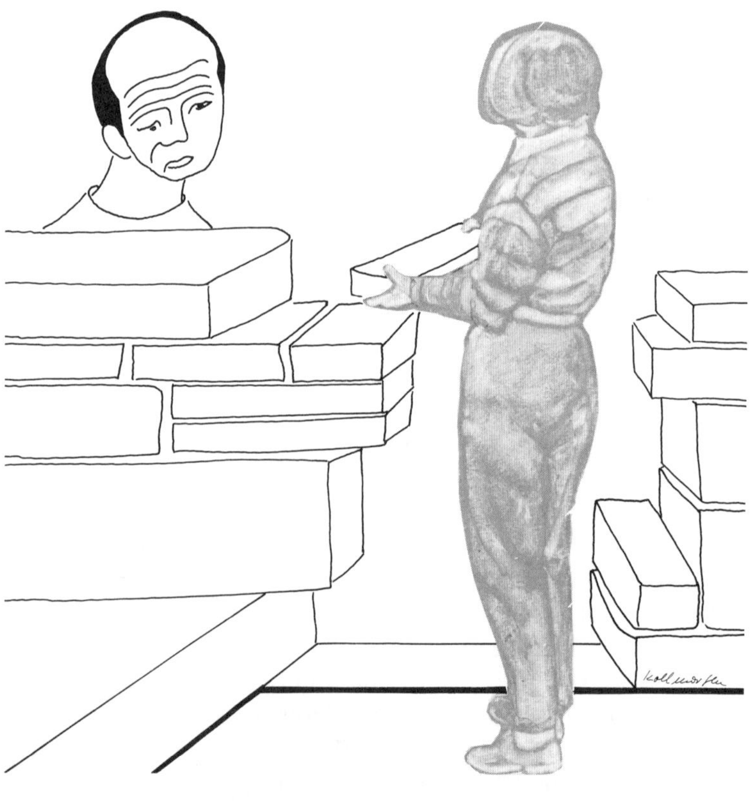

Die Mauer des Schweigens abbauen

Manchmal hilft schon der Gesichtsausdruck oder eine Handbewegung ihres Gegenübers, die Mauer von außen durchlässiger zu machen. Auch wenn Sie selbst eine Sprachstörung haben, verzweifeln Sie nicht! Es gibt bis zu einem halben Jahr nach dem Auftreten der Sprachstörungen zum Teil rasche, unerwartete Besserungen, sogar unabhängig von der Behandlung. Diese Besserungen können zusätzlich verstärkt werden durch:

- die Sprachtherapie,
- das ständige Bemühen aller, die mit dem Betroffenen in Kontakt kommen, mit unendlicher Geduld Lücken in die Mauer zu stemmen. Nur so können sie zu ihm Verbindung aufnehmen und ihn als Gesprächspartner gewinnen,
- die Aufklärung besonders der Angehörigen über die einzuschlagenden Wege und den zu erwartenden Therapieerfolg.

Sollte die Rückbildung der Sprachstörungen langsamer werden oder gar nicht eintreten, wird die Sprachtherapie zunehmend intensiver eingesetzt, und der Therapeut versucht, einen Ersatz der gestörten Funktion zu erreichen.

Welche Aussichten auf Besserung können bestehen? Es kann zu einer fast vollständigen Wiederherstellung der Sprachfunktion kommen, die bei gezielter Aktivierung des Betroffenen beschleunigt wird. Weiterhin können Teilfunktionen, die bleibend gestört sind, durch andere ersetzt werden, da auch die Nervenzellen des Gehirns wie die Blutgefäße in einem Netzwerk organisiert sind. Verschiedene Nervenwege im Gehirn können die gleichen Aufgaben erfüllen. Das bedeutet, was man sieht, hört und fühlt, wird als Information dem Ersatzweg zugeführt. Dieses muß aber erst erlernt werden. Bei gestörten Sprachfunktionen kann auch durch die Körpersprache ein Ausgleich stattfinden. Hierbei hilft möglicherweise die nicht betroffene Hirnhälfte mit.

Zum Verständnis der Sprachtherapie sollten Sie etwas über die Formen der Sprachstörungen (Aphasie) wissen. Der Betroffene kann Schwierigkeiten beim Sprechen, Schreiben, Zuhören und Lesen haben. Zu den wichtigsten gehören:

- Schwierigkeiten beim Verstehen gesprochener Sprache,
- Schwierigkeiten beim Verstehen geschriebener Sprache,
- verlangsamtes und mühevolles Sprechen,
- Störungen im Umgang mit Lauten,
- Störungen in der Wortfindung,
- Störungen in der Satzbildung,
- Störungen in der Erfassung und Wiedergabe von Texten,
- häufiges Wiederholen bestimmter Wörter,
- eingeschränkte Schreibfähigkeit.

Bei Störungen im Umgang mit Lauten sagt der Betroffene für »Blume« zum Beispiel »Bune«. Bei Wortfindungsstörungen stockt der Betroffene ständig, weil ihm das passende Wort nicht einfällt, oder er benutzt Wörter, die zwar vom Sinn her nicht passen, aber mit dem passenden Wort einen Zusammenhang haben, z. B. Glas statt Tasse. Es kann auch sein, daß der Betroffene die Wörter nicht mehr versteht. Er bringt einen Schirm, obwohl er einen Stock holen soll. Bei Störungen der Satzbildung kommt es zum Telegrammstil und zu grammatisch falschen Sätzen, z. B. auf die Frage »Was machen Sie im Garten?«, die Antwort »Garten Rasen mähen alle Tage«.

Normalerweise hören Sie, was Sie sagen; wenn Sie ein Gespräch zur Erinnerung festhalten wollen, schreiben Sie auf, was Sie hören; wenn Sie Ihrem Partner etwas aus der Zeitung vorlesen, sprechen Sie aus, was Sie lesen. Dies kann in Teilen oder komplett gestört sein. Häufig kommen Wortverwechslungen vor. So sagt der Betroffene, wenn es klopft, nicht »Herein«, sondern »Halt«. Er liest vor: »Der Mann bestellte eine Flugkarte«, obwohl geschrieben steht: »Der Mann bestellte ein Taxi.«

Sprachstörung ist also mehr als *Sprechstörung*. Sprachstörung bedeutet aber weder Denk-, Intelligenz- oder Bewußtseinsstörung. Die meisten Laien glauben, daß, wer nicht sprechen, auch nicht richtig denken kann. Es liegt sicher daran, daß wir den Unterschied zwischen denken und sprechen gar nicht erkennen können, da das Sprechen blitzschnell dem Denken folgt. **Der Betroffene fühlt und denkt wie der Sprachgesunde und erkennt das ganze Ausmaß seines Leidens.** Er registriert den Verlust seiner bisherigen Rolle. Er beobachtet, daß sich Freunde oder Angehörige von ihm zurückziehen. Er merkt, daß seine Selbstsicherheit verlorengegangen ist. Er kann seine Lieblingsbeschäftigungen, sein Hobby vielleicht nicht mehr ausüben.

In dieser Situation kommt der Betroffene in der Regel zum ersten Mal in der Rehabilitationsklinik mit der Sprachtherapie in Berührung. Meist wird es eine Logopädin sein, die mit ihm diese Therapie durchführt. Der Betroffene kann den Zusammenhang zwischen seiner Lähmung und der Sprachstörung oft nicht erkennen. Er ist verzweifelt, weil er keinen Ausweg aus seiner Lage sieht. Die Logopädin hat daher die Aufgabe, ihn zur intensiven Mitarbeit zu bewegen; ihm Hoffnung zu machen, ohne in ihm falsche Erwartungen über eine schnelle Besserung zu wecken.

Vor der Behandlung wird die Logopädin erst das Ausmaß der Störung feststellen und danach die Art und Häufigkeit der Behandlung bestimmen. In der *Aktivierungsphase* besteht ihre wichtigste Aufgabe darin, einen persönlichen Kontakt mit Ihnen aufzubauen und Ihr Vertrauen zu gewinnen, um für Sie eine optimale Arbeitssituation zu schaffen. In der darauffolgenden *Aufbauphase* werden den Ausfällen entsprechend spezifische Übungen erlernt und durch Wiederholungen Ihre sprachlichen Möglichkeiten verbessert.

Wenn schnelle Fortschritte nicht mehr zu beobachten sind, werden in der jetzt folgenden *Festigungsphase* (Konsolidierungsphase) die Übungen fortgesetzt (zu Hause mit Angehörigen oder in Therapiegruppen). **Die Gefahr einer erneuten Verschlechterung ist ohne ständiges Üben sehr groß.**

Nachdem Sie als Kind sprechen gelernt hatten, konnten Sie auch komplizierte Gedanken sprachlich ohne Anstrengung formulieren. Beim späteren Lernen und Sprechen einer Fremdsprache hingegen mußten Sie schon länger üben. Da nach einem Schlaganfall auf der linken Seite das sprachliche Gedächtnis im betroffenen Gehirnabschnitt gestört ist, müssen mit Hilfe der Logopädin die Gedächtnisprozesse wieder gebahnt oder neu aufgebaut werden. Dies ist nur durch Üben und Anwenden des Erlernten möglich. Das Erlernte zu behalten wird durch die verschiedenen Übungsformen wie Zuhören, Lesen, Sprechen, Schreiben und selbständiges Auswendiglernen erleichtert.

Unabhängig davon, wie schwer Ihre Sprachstörung noch ist, müssen Sie, so früh wie möglich beginnen, Ihre Gedanken und Wünsche mit anderen auszutauschen. Dies ist auch ohne Worte möglich, indem Sie zum Beispiel auf die Frage des Therapeuten »Haben Sie eine Schwester?« mit »Ja« antworten und zwei Finger heben. Damit ist das Ziel der Verständigung in dieser Lernphase erreicht.

Dem Sprachgestörten fallen häufig Wörter und Begriffe nicht ein, obwohl sie ihm auf der Zunge liegen. Sie kennen sicher solche Situationen, in denen Ihnen ein Name nicht mehr einfällt, ganz gleich, wie sehr Sie sich konzentrieren. Erst später, wenn die Situation vorbei ist, ist er plötzlich wieder da. Dem Sprachgestörten fallen Wörter und Begriffe in entspannten und abgelenkten Situationen eher ein als unter einer angespannten Lernsituation. Wenn er z.B. Lebensmittel, die vor ihm auf dem Tisch liegen, nach süß und salzig ordnen soll, stellen sich in der praktischen Übung die Wörter oft ganz von selber ein. Die korrekte Aussprache spielt hierbei noch keine Rolle.

Sie werden fragen, wie lange eine solche Behandlung dauern kann. Eine Sitzung dauert 30–45 Minuten. Bei einer schweren Sprachstörung sind anfangs tägliche Behandlungen nötig. Treten Besserungen ein, kann die Behandlung nach mehreren Wochen oder nach Monaten auf 2–3× pro Woche reduziert werden.

Bei einer mittelschweren Störung kommt die Therapeutin in der Regel mit 3 Behandlungen pro Woche aus. Nach Besserung kann die Behandlung auf 2× wöchentlich reduziert werden. In beiden Fällen rechnen Sie sicherheitshalber mit einer Mindestdauer der Behandlung von zwei Jahren.

Die Einzeltherapie steht immer im Vordergrund. Von Zeit zu Zeit sind auch Gruppensitzungen sinnvoll, weil in ihnen das Gesprächsverhalten geübt werden kann. Darüber hinaus können sich die Betroffenen mit »Leidensgenossen« austauschen.

Auch wenn das volle Sprachvermögen nur selten wieder erreicht wird, kommt es fast immer zu einer ausreichenden sprachlichen Verständigung.

Traurigkeit und Hoffnungslosigkeit beeinflussen den Erfolg ebenso negativ wie Verständnislosigkeit und Ungeduld gegenüber den notwendigen Lernprozessen. Willensstärke und Zähigkeit sind dagegen positive Faktoren.

Alle, die mit der Sprachgestörten zu tun haben, müssen daran denken, daß Geduld und Verständnis das Wiedergewinnen der Sprache anregt und fördert. Die Aufklärung der Angehörigen, ihre Schulung und Einbeziehung in die Behandlung ist dringend notwendig. Hier seien einige Tips einer erfahrenen Sprachtherapeutin* fast wörtlich zitiert:

> Nicht im Beisein des Betroffenen über seinen Kopf weg mit anderen über ihn und seine Störungen sprechen! Ihn selbst antworten lassen! Nicht für ihn sprechen!
>
> Ihn nicht überrumpeln! Wenn man etwas vorhat, zum Beispiel ihn abholen möchte, immer von vorne ansprechen und ihm (eventuell unterstützt durch Objekte, Bilder usw.) klarmachen, was auf ihn zukommt.
>
> Wenn er etwas sagen möchte: »Mit dem Herzen hören«, d.h. durch die Sprache hindurch zum Sinn hin hören! Die Wörter nicht auf die Goldwaage legen! Auf Tonfall und Augenausdruck achten und nicht ständig verbessern! Auf den Inhalt kommt es an, nicht auf die Form!
>
> Einen Redeschwall freundlich bremsen! Nicht Verstehen heucheln! Daran denken, daß mancher Betroffene sein Sprechen nicht kontrollieren kann. Er denkt richtig, kann nur seine Gedanken nicht richtig äußern.
>
> Nicht ins Wort fallen, längere Pausen ertragen, nicht mit Wörtern aushelfen, solange er noch überlegt.

---

* Dr. Luise Lutz in Schlaganfall. Rehabilitation statt Resignation. Georg Thieme Verlag, Stuttgart 1989.

Viele Betroffene verstehen schlechter, als sie selbst und ihre Umgebung es glauben. Sie zeigen im Gespräch die richtigen Reaktionen: sie nicken, sagen im richtigen Moment »ja« oder »soso« usw. Diese Gesprächsreaktionen laufen automatisch wahrscheinlich über die rechte Gehirnhälfte, die ja unverletzt ist, ab. Daher bei wichtigen Dingen prüfen, ob der Betroffene den Sachverhalt wirklich verstanden hat.

Nicht schreien! Er ist nicht schwerhörig.

In kurzen, einfachen Sätzen sprechen, nicht schnell, aber auch nicht übertrieben langsam. In normalem Tonfall sprechen. Beim Sprechen immer wieder Blickkontakt aufnehmen.

Wenn der Betroffene nicht versteht, nicht oft hintereinander dasselbe sagen. Den Sinn auf andere Weise zu übermitteln versuchen, entweder in anderen Worten oder durch Gesichtsausdruck, Handbewegungen, Objekte oder Bilder.

Diättherapie

Spätestens in der Rehabilitationsklinik werden Sie, von der Diätassistentin auf die Bedeutung einer sinnvollen Diät aufmerksam gemacht. Sie wird Ihnen auch beibringen, wie Sie sich, ohne Geschmackseinbuße, eine geeignete Diät zubereiten können. Warum Diät? Der anfangs erwähnte griechische Arzt Hippokrates hatte schon Vorschriften für eine sinnvolle Ernährung entwickelt. Er verstand aber unter dem Wort Diät mehr, vor allem das Maßhalten nicht nur beim Essen.

Denken Sie vor allem an die Risikofaktoren für den Schlaganfall (siehe S. 24): das Übergewicht, den Bluthochdruck, die Störung des Fettstoffwechsels und die Zuckerkrankheit. Alle sind durch Kostveränderungen und Maßhalten zu beeinflussen.

Eine Aussage wie: »Mein Übergewicht kommt von den schweren Knochen« stimmt nicht. Die Knochen eines 70 kg schweren Menschen wiegen nicht mehr als ein 6 Monate altes Kind, etwa 7 kg.

»Fett ist Nervennahrung« ist eine Ausrede. Auch wenn Sie ihre nur 50 g Fett pro Tag zu sich nehmen, hätten Sie den Fettanteil von Gehirn und Nerven (197 g) bereits in vier Tagen überschritten.

Es gibt gute und schlechte Futterverwerter, doch krankhafte Drüsenstörungen sind sehr selten die Ursache von Übergewicht!

Rezepte können im Rahmen dieses Buches nicht gegeben werden. Dies wird die Diätassistentin tun. Sie wird Ihnen zeigen, daß auch eine Kost, die zur Gewichtsabnahme führt, schmackhaft sein kann. Sie wird Ihnen sagen, daß man sich nicht sattessen, sondern sich einen Rest an Appetit übriglassen sollte. Ständig satt zu sein, bedeutet, träge zu werden und »den Aufbruch zu einem neuen Leben« zu verpassen. Diesen Aufbruch haben Sie doch gerade begonnen!

Die Diätassistentin wird Ihnen helfen, Ihre Ernährung bezüglich der Menge und Zusammensetzung umzustellen. Damit Sie die Diät auch zu Hause einhalten können, sollte auch Ihr Partner angelernt werden. Sie wird Ihnen nicht nur zeigen, wie sie mit einem richtigen Verhältnis zwischen Kohlenhydraten, Fetten und Eiweißen ein appetitliches Essen zusammenstellen können, sondern auch vor manchen Dingen warnen. Hierzu zählen Zucker, Süßigkeiten und auch industrielle Fruchtsäfte und Kolagetränke, denn der Zucker (Glukose) schießt wie Raketen ins Blut und wird, da er nicht so schnell verbraucht werden kann, zu Fett umgewandelt und gespeichert. Beim Diabetes, der ebenfalls ein Risikofaktor ist, kann Glukose sogar lebensgefährlich sein und ist daher verboten.

Beim Fett müssen Sie auf die Menge, aber auch auf die Zusammensetzung achten. Störungen im Fettstoffwechsel tragen zur Arteriosklerose bei, und diese wiederum ist eine wichtige Ursache des zu hohen Blutdrucks und damit ein weiterer Risikofaktor.

Eine richtige Ernährung und das Maßhalten (nach Diät leben) haben eine große Bedeutung für die Gesundung und die Gesundhaltung Ihres Körpers.

Die klinische Psychologie

»Wozu brauche ich einen Psychologen, was nützt er mir?« sind häufige Fragen des Patienten, wenn der Arzt auf dieses Gebiet der Rehabilitation zu sprechen kommt. Wie kommt es zu dieser Abwehr? Einmal ist es der im allgemeinen sehr große Altersunterschied zwischen dem Betroffenen und dem Psychologen. Doch »jung« muß ja nicht »unerfahren« bedeuten, und seine Spezialkenntnisse haben gerade beim Schlaganfall zu einer wesentlichen Bereicherung in der Behandlung geführt. Ein anderer Grund für die Abwehr ist die Befürchtung, daß der Psychologe in der frühesten Kindheit herumstöbern will. Die Suche nach Ursachen in der Kindheit spielt jedoch bei dieser Krankheit keine Rolle. Auch wenn der Psychologe derartige analytische Verfahren beherrscht, wird er sie daher in Ihrem Fall nicht anwenden.

Im deutschsprachigen Raum besteht, ganz anders als zum Beispiel in den USA, ein geringeres Verständnis für die enge Verbindung der *psychischen* (seelischen) und *somatischen* (körperlichen) Bereiche im Menschen. Dies wirkt sich im negativen Sinn auch im Krankheitsfall aus, denn eine Medizin, die sich nur auf das Körperliche beschränkt, ist unvollständig. Der Schlaganfall steht sowohl mit psychischen als auch mit somatischen Veränderungen im Zusammenhang.

Die Aufgaben des klinischen Psychologen

Ein wichtiges Gebiet der klinischen Psychologie ist die »neuropsychologische Diagnostik«. Mit seinen Spezialkenntnissen soll der Psychologe die verschiedenen Störungen der Gehirnleistung durch Untersuchungen erfassen. Zur Prüfung der *Wahrnehmung* werden dem Kranken Bilder oder Gegenstände vorgelegt, die er erkennen muß. Seine *Aufmerksamkeit,* seine *Konzentrationsfähigkeit* und seine *Wachsamkeit* werden mit speziellen Geräten getestet. Der Begriff »Aufmerksamkeit« bedarf keiner weiteren Erklärung. Doch »Konzentration« und »Wachsamkeit« werden in der Umgangssprache fast gleichbedeutend verwendet. In der psychologischen Fachsprache bedeutet »Konzentration« eine Lenkung der Aufmerksamkeit auf eine bestimmte Aufgabe und das Beibehalten der Aufmerksamkeit über einen bestimmten Zeitraum. Die Testung der Wachsamkeit zeigt, ob der Kranke über eine längere Zeit hinweg seltene und zufällig auftretende Ereignisse erkennen kann und auf sie reagiert. Gerade der Schlaganfallpatient hat häufig Konzentrationsschwierigkeiten und ermüdet schnell bei der Prüfung der Wachsamkeit. Es ist verständlich, daß der Arzt und das Team dies im Einzelfall wissen müssen, da die Behandlung dadurch beeinflußt wird.

Weiter wird die *Merkfähigkeit* für gesprochene Worte oder für betrachtete Gegenstände oder Texte festgestellt. Bei der Merkfähigkeit muß zwischen dem Kurzzeit- und dem Langzeitgedächtnis unterschieden werden. Wir wissen alle, daß im Alter häufiger das Kurzzeitgedächtnis nachläßt. Meist können wir dies noch durch kleine Tricks ausgleichen. Wichtig ist es für den Erkrankten, bei der Prüfung zu sagen, ob er selbst besser das Gesprochene oder das Bildhafte behält.

Der Psychologe untersucht weiter, ob *Bewegungen koordiniert ablaufen,* d.h. ob sie aufeinander abgestimmt sind. Das Gegenteil können Sie zum Beispiel beim Betrunkenen beobachten, wenn er taumelt oder daneben greift. In diesem Zusammenhang stellt der Psychologe fest, ob feinste Bewegungen genau durchgeführt werden können, und wie Ihre Reaktionsgeschwindigkeit ist. Er prüft, wie schnell Ihre Antwort auf einen bestimmten Reiz, sei es ein Wort oder ein Bild, erfolgt.

Eine weitere wichtige Untersuchung ist die Messung der *intelligenten Leistungen.* Für die Intelligenz sind die zuvor genannten Merkmale Voraussetzung. Entscheidend ist jedoch das logische, folgerichtige Denken, das unter anderem in der Lage ist, das Allgemeine vom Zufälligen abzusondern. Eine wesentliche Bedeutung hat auch die *Urteilsfähigkeit.* Die Ergebnisse der Messungen der Intelligenz des Patienten werden mit den Leistungen gesunder Menschen unter Berücksichtigung des Alters und der Schulbildung verglichen.

Für alle diese diagnostischen Maßnahmen stehen dem Psychologen Testmaterial wie Fragebögen, Bildvorlagen oder einfache Gegenstände und schließlich technische Geräte in Verbindung mit einem Computer zur Verfügung.

Die Diagnostik der Veränderungen im *Empfinden* oder *Fühlen*, im *Denken* und *Verhalten* wird ebenfalls durchgeführt. Störungen in diesen Bereichen können eine Folge der Krankheit sein und sind dann behandelbar. Dazu gehört zum Beispiel die Angst, die den vom Schlaganfall Betroffenen befällt. Als Folge des Schlaganfalls kann sie größere Probleme für ihn verursachen, als Störungen zum Beispiel in der Bewegung. Angst ist der schlechteste Begleiter und kann zur traurigen Verstimmung oder auch zu Aggressionen, einem herausfordernden, angriffslustigen Verhalten führen.

Angst kann den Betroffenen auch durch Überforderung bei therapeutischen Maßnahmen überkommen. Dies zu wissen ist für die Mitglieder des Behandlungsteams von besonderer Bedeutung und mahnt sie zur Vorsicht.

Die Krankheitserscheinungen selbst können ebenfalls Angst auslösen, nicht minder die Gedanken an die zukünftigen Folgen. Die Psychologen nennen dies *Auseinandersetzung mit der Krankheit*. Jede Auseinandersetzung mit der Krankheit ist von der Art und Weise beeinflußt, wie sich der Betroffene die Krankheit erklärt, wie er sich den weiteren Verlauf vorstellt und welche Hoffnungen und Befürchtungen er im Hinblick auf die Zukunft hat.

»Wie kann ich bloß mit der Krankheit fertig werden?!« ist eine Frage, die man sich selber oder als Angehöriger stellen würde. Zu all diesen Fragen nimmt der Betroffene manchmal nur in stummen Selbstgesprächen Stellung. Lassen Sie es nicht dabei bleiben, sondern wenden Sie sich an Ihren Psychologen. Er kann Ihnen in Gesprächen bei drei Dingen helfen: zum richtigen Handeln zu kommen, dieses Handeln auch als richtig zu erkennen und die Auswirkungen des Handelns in die eigenen Überlegungen mit einzubeziehen.

Dies ist ein Teil des geplanten Handelns, das in der Fachsprache der Psychologen *Krankheitsbewältigungsstrategie* genannt wird. Dazu gehört es, eigene Verantwortung zu übernehmen, die Krankheit anzunehmen und sie nicht zu verleugnen! Fortzufahren, als wäre nichts geschehen, ist ebenso falsch wie auf ein Wunder zu hoffen und zu glauben, beim Aufwachen wäre alles vorbei. Bei einer positiven Bewältigung wird die Angst geringer, die Bereitschaft zum Wiedereinüben verlorengegangener Fähigkeiten wird größer und damit auch der Erfolg.

Während Sie am Anfang den Psychologen in der Diagnostik kennengelernt haben, konnten Sie bei der Erläuterung zur Krankheitsbewältigung schon etwas von seiner Rolle als helfender Betreuer erfahren. Diese Betreuung ist eine sehr wichtige Aufgabe während der ganzen Zeit der Rehabilitation. Die Gefahr, Erlebnisse falsch wahrzunehmen oder auszulegen und dann falsch zu handeln, ist groß. Daß die Angstgefühle behandelt werden müssen, haben wir schon besprochen. Das gleiche gilt auch für die manchmal zunehmende Traurigkeit, die Depression und auch für die so störende Vergeßlichkeit. Für jede dieser Beeinträchtigungen hat der klinische Psychologe geeignete Behandlungsformen.

Nach all diesem Gesagten wird einem schnell der Gedanke kommen: Da muß ich aber viel lernen! Ja, der Ablauf einer erfolgversprechenden Rehabilitation ist mit Lernen verbunden. Dieses Lernen wird allerdings auf Ihr Alter, auf Ihren Wissensstand, auf ihre Anlagen und auf Ihren Krankheitszustand ausgerichtet. Zu solcher individuellen Anlage gehört zum Beispiel, ob Sie stärker logisch denken oder ob Sie eher verknüpfend handeln. Die Geschwindigkeit, mit der Sie früher gelernt haben, spielt ebenfalls eine Rolle. Da die Lernfähigkeit des einzelnen verschieden ist und die Zeit des Lernens manchmal schon fast ein halbes Jahrhundert zurückliegt, muß sie bei fast allen durch Training wieder aufgebaut werden. Diese Aufgabe übernimmt der Psychologe oder einer seiner Mitarbeiter, steht ein Rehabilitationspädagoge zur Verfügung, auch dieser.

Alle Lernvorgänge spielen sich langsam ab und benötigen Zeit. Gerade deswegen werden Zwischenziele gegeben, damit Sie das Endziel nicht in unerreichbarer Ferne sehen und vielleicht vorzeitig aufgeben. Geduld und Ausdauer sind gefragt. Das gilt für Sie, für die Therapeuten und auch für Ihren Lebensgefährten.

Sehen Sie kleine Verbesserungen als wichtige Erfolge an und freuen Sie sich, wenn Sie belobigt werden. Daraus schöpfen Sie die

Kraft, weiterzumachen. Und wenn Sie glauben, mehr zu können, sagen Sie es dem Psychologen. Die vorher einmal genannte Überforderung mit ihren Gefahren erkennt er leicht. Die Reserven der Lernfähigkeit sind schwierig zu bestimmen. Es gibt auch die Gefahr der Unterforderung. Der Betroffene glaubt möglicherweise, daß bei ihm nicht mehr viel zu machen sei, und gibt auf.

Wundern Sie sich nicht, wenn Sie beim Lerntraining mit modernster Technik in Berührung kommen; schrecken Sie nicht davor zurück. Haben Sie Vertrauen zu den Mitarbeitern des Psychologen, die diese Geräte, es sind häufig Computer mit Bildschirm, bedienen. Sie werden Ihnen damit helfen, Ihr Gedächtnis und Ihre Leistungsfähigkeit zu verbessern und es Ihnen so ermöglichen, die Aufgaben des Alltags besser zu bewältigen.

Bei den Störungen des Empfindens und des Verhaltens werden neben anderen Therapien besonders oft die Verhaltenstherapie und die Gesprächspsychotherapie eingesetzt. Die beiden Methoden sind sehr unterschiedlich, ergänzen sich aber gut und werden daher in der Praxis miteinander kombiniert.

In der *Verhaltenstherapie* konzentriert sich der Therapeut auf einige besonders wichtige Probleme, die gemeinsam mit dem Patienten genau untersucht werden. Dabei sollen die Zusammenhänge zwischen Handeln, Fühlen und Denken und dem Verhalten der Betroffenen herausgefunden werden. Als, allerdings vereinfachtes, Beispiel ist an folgende Situation zu denken: Der Patient sträubt sich aus überhöhter Ängstlichkeit gegen bestimmte Übungen oder bricht sie vorher ab. Diese Ängstlichkeit hat sich vielleicht aus einer krankheitsbedingten Unsicherheit entwickelt. Damit blockiert er den Therapieerfolg. Sie muß in Zusammenarbeit mit dem Psychologen durch verhaltenstherapeutische Behandlungen abgebaut werden. Dies geschieht durch Lernvorgänge, also Üben.

Die *Gesprächspsychotherapie* arbeitet ohne Übungen. Sie geht von den augenblicklichen Stimmungen des Patienten aus, also von dem, was ihn gefühlsmäßig am meisten quält. Den Inhalt des Gespräches bestimmt der Patient. Auf diese Weise kann *er* sich selbständig an die

Hintergründe seiner Schwierigkeiten herantasten, sie zusammen mit dem Therapeuten klären und aktiv Wege zur Änderung seines Erlebens und Verhaltens entwickeln. Dabei muß die Beziehung zum Psychologen angstfrei sein.

Psychologische Behandlungsformen können als Einzel- oder Gruppentherapie durchgeführt werden. Dieses richtet sich nach der individuellen Notwendigkeit, zum Beispiel nach der Schwere der Krankheit oder ob Gespräche über private Einzelheiten notwendig sind. Ist eine Gruppentherapie möglich, wird man sie dann bevorzugen, wenn der einzelne in der Gruppe durch beispielhaftes Verhalten anderer ermuntert werden kann. Ein Entspannungstraining wird fast ausschließlich in Gruppen durchgeführt.

Kunsttherapie/Collagen-Therapie *

Die Kunsttherapie ist eine Möglichkeit, Sie als Betroffenen aus einer passiven Haltung herauszuführen. Besonders geeignet hierfür ist die Collagen-Therapie, für die Sie kein handwerkliches Können benötigen. Auch wenn Sie in der Schule nicht gut gezeichnet oder gemalt haben, auch wenn Sie glauben, keine Phantasie zu haben, können Sie in kurzer Zeit Ihre eigene schöpferische Kraft spüren und das ausdrücken, was Sie wollen.

Bildfragmente, die Sie aus Illustrierten reißen, legen Sie auf einen Karton und schieben sie hin und her. Sie können sie wieder weglegen oder ankleben, wenn sie Ihren Vorstellungen entsprechen. So haben Sie ein anfaßbares Klebebild hergestellt.

Ich habe Betroffene bei der Collagen-Therapie beobachtet und kam mit der Therapeutin, die diese Therapieform entwickelt hat, ins Gespräch. Sie ist von Beruf Diplom-Designerin, Malerin und Kunsttherapeutin. Dabei kam die Geschichte einer Patientin zur Sprache, die ich für diese Art der Behandlung bemerkenswert fand.

---

* Für den eingefügten Erfahrungsbericht danke ich Frau Charlotte Kollmorgen, Berlin.

Frau H. hatte einen Schlaganfall erlitten, der ihren rechten Arm lähmte und ihre Sprache beeinträchtigte. Nach deutlicher Besserung hatte sich der Zustand direkt nach einer Herzoperation wieder verschlechtert. Sie wurde daher zu einer stationären Rehabilitation in eine geeignete Rehabilitationsklinik eingewiesen. Wegen ihrer Sprachstörung hatte sie sich dort von den Mitpatienten zurückgezogen. Nur zu einer Frau, die schon länger in der Klinik war und intensiv die Collagenstunden besuchte, fand sie Kontakt. Eines Tages kam sie auf Bitten dieser Frau mit ihr zusammen zu Beginn einer Stunde in den Collagenraum.

Frau Kollmorgen, die Kunsttherapeutin, erzählt: Ich sehe Frau H. noch vor mir. Sie betritt leicht geduckt, doch neugierig den Raum. Ihren behinderten Arm hält sie angewinkelt mit der linken Hand fest an ihrem Körper. Sie kommt näher, bleibt an einem Tisch stehen, sieht mit großen Augen zu und sagt kein Wort.

An mehreren Tischen sitzen Männer und Frauen und gestalten, jeder auf *seine* Art, konzentriert Collagen. Ich sitze neben einer Patientin, die ihre Papierteile auf einem weißen Karton, etwas größer als DIN A3, hin- und herschiebt. Leise lächelnd blicke ich zu Frau H. auf und frage sie, ob sie Lust habe, mitzumachen.

Fr. H.: »Ach, mit Basteln habe ich nichts am Hut.«

Ich: »Das ist etwas anderes als Basteln. Hier können Sie machen, was *Sie* wollen. Sie können sofort anfangen zu improvisieren, zu spielen so wie es Ihnen Freude macht. Darauf kommt es an. Können Sie sich an das erinnern, was Sie gefühlt und gedacht haben, wenn Sie als Kind gespielt haben? Wann haben Sie das letzte Mal so gespielt?«

Ihre Augen begannen zu leuchten. Ihr Gesicht wurde jung. Es strahlte. Durch ihren Körper ging ein Ruck.

Fr. H.: »Ja, aber ich kann das nicht! Ich kann meinen rechten Arm, meine rechte Hand nicht richtig bewegen!«

Sie drückte mit ihrer linken Hand ihre rechte fest an sich, ihre Mundwinkel begannen zu zittern und ihr Gesicht wurde ganz traurig.

Ich: »Sehen Sie, es geht auch so!«

Ich nahm einen weißen Karton, griff zu einer Illustrierten, blätterte eine Seite auf, legte meinen rechten Unterarm auf diese Seite und drückte dadurch die Zeitung mit meinem rechten angewinkelten Arm auf die Tischplatte. Nun nahm ich die linke Hand, die auch bei Frau H. nicht betroffen ist und riß mit ihr große und kleine Teile von einer farbigen Seite ab. Die einzelnen Teile legte ich nun auf den Karton, schob sie hin und her, bis mir etwas gefiel, das durch mein Schieben entstanden war.

Ich: »Sehen Sie!«

Plötzlich setzte sich Frau H. an den Tisch, griff zu der Illustrierten, nahm sich einen Karton und begann.

Fr. H.: »Kommen Sie mir später helfen – beim Kleben?«
Ich: »Natürlich.«

Zu meinem großen Erstaunen entfaltete Frau H. beim Gestalten ihrer Collage eine Beweglichkeit, eine konzentrierte Schaffenskraft, fast einer Explosion ähnlich, die nötig ist, um im Frühling die Knospen an den Ästen der Büsche und Bäume aufspringen zu lassen. Sie griff zu verschiedenen Braun-Tönen, ließ auf ihrem weißen Karton ein fast gleichseitiges Dreieck aus verschieden großen ausgerissenen Papierteilen wachsen. In die Spitze des Dreiecks setzte sie einen Mädchenkopf mit langen rotbraunen, naturgewellten Haaren. Das Mädchen greift mit der rechten Hand in sein Haar. Sein Gesicht hat lustige Sommersprossen und große strahlende Augen.

An diesem ersten Collagen-Nachmittag hatte Frau H. *ihre* Collage gestaltet. Sie hatte nicht nur ihre Bedenken bei der

Gestaltung vergessen, sondern war, konzentriert auf sich selbst, mit sich in ein stummes Gespräch gekommen und konnte sich nun, ohne am handwerklichen Unvermögen, z. B. als Malerin, zu scheitern, geradewegs ins Bild setzen. Sie setzte einzelne Teile zusammen, die sie aus anderen Zusammenhängen herausnahm, um sich ihr Bild zu machen. Sie sprach mit sich über Form, Linie und Farbe, ohne an ihrer teilweisen Sprachlosigkeit zu scheitern. Sie mußte nicht nach Worten suchen oder um eine verständliche Aussprache ringen. Hörbar holte sie Luft, um sich auszudrücken, in ihrem Bild. Sie machte Unsichtbares begreifbar, sich und denen, die nun das Bild ansehen.

Wir hängten ihre Collage mit ihrer Zustimmung zur gemeinsamen Betrachtung an eine dafür hergerichtete Wand. Nachdem sie sich nun einige Minuten mit räumlichem Abstand in ihr Bild vertieft hatte, verließ Frau H. erschöpft, aber glücklich über ihre sichtbare Gestaltungskraft, den Raum. Am nächsten Tag wurde sie von ihrer Begleiterin gefragt, was sie sich bei der Gestaltung ihres Bildes gedacht habe und was sie nun darin sehe?

Fr. H., in langsamer, suchender Sprache:
»Ich wollte damit zeigen, daß ich wieder *»da bin«* im Leben! *Ja!* jetzt sehe ich, daß ich weiter kommen will. – Das Mädchen, das bin ich ja, so geht es mir jetzt ja. Ich suche Schutz, vielleicht in einem Mantel oder einer Decke. Ich habe ja im Augenblick keine Hände, kann nicht richtig gehen. – Ich habe mich versteckt in diesem Mantel, aber mein Kopf ist da, und der sagt *Ja*. Ich gucke überall, wo es mir gefällt. *Ja!* Das ist jetzt mein Anfang von dem neuen Leben. Ich will mich jetzt langsam wieder aufraffen, ja.«

Die zweite Collage entstand nun nicht mehr explosionsartig. Sie stellt die Erinnerung an Fernreisen, ihre Liebe zur Natur dar.

Fr. H.: »Wenn ich das so sehe, dann möchte ich gerne an einem Felsen sitzen und die Inseln haben.«

Diese Collage gestaltete Frau H. mit beiden Händen, sie nahm sogar die Klebstofftube in ihre behinderte Hand und drückte allein den Leim heraus, um die von ihr selbst gerissenen Papierteile auf den Karton zu kleben. An drei Stellen kann man im Himmel Schnittkanten erkennen. Aus Gestaltungsdrang hatte sie sogar die Schere von sich aus zum Schneiden des Papiers gebraucht. Frau H. strahlte wie das Mädchen in ihrer ersten Collage. Für Außenstehende – und ich meine, auch für sie selbst – war in diesen Augenblicken beim »Collagieren« die Schwere der Behinderung zurückgetreten. Sie atmete tief durch und aus. Dieses Gefühl der Lebensfreude, des wieder *Daseins*, wie sie es nannte, gab mir Anlaß, ihr Ölkreide anzubieten, um an einer Staffelei auf DIN A-0 großem Papier mit ihrem rechten Arm aus der Bewegung heraus farbige Linien zu zeichnen. Freudig griff sie diese Anregung auf. Sie begann dabei, den Wiener Walzer »Donau so blau« zu singen, sich zu wiegen, die Arme im Takt zu ihrem Gesang kreisen zu lassen. Der rechte Arm begann sich zu entspannen, obwohl die Hand die Kreide hielt. Plötzlich, fast unabsichtlich, berührte die Kreide das Papier. Ohne zu stoppen, ohne Nachzudenken, war Frau H. fähig, in ihrem Rhythmus mit ausgestrecktem Arm, fast wie ein Zirkelarm, die Kreide über das Papier gleiten zu lassen. Viele farbige Ellipsen entstanden nun übereinander. Diesen Vorgang wiederholte sie in der Zukunft immer dann, wenn sie Lust hatte, d.h. wenn sich bei der Collagengestaltung am Tisch eine Verkrampfung anzukündigen begann, Frau H. aber den Schaffensdrang in sich nicht zurücknehmen wollte. Dann ging sie zu der Staffelei und verstärkte ihre Spuren, webte, wie sie später sagte, ihr Lebendig-Sein.

Nach dieser Erfahrung, die uns beide beflügelte, gingen wir weiter. Eine Ölkreidezeichnung, wunderbar leuchtend in den Farben, entstand aus demselben Vorgang, aber differenzierter. Die Collagengestaltung entwickelte sich jetzt soweit, daß Frau H. Seerosenblätter in kleiner Form mit der Schere schnitt, was auch mit einer gesunden Hand nicht einfach ist. Sie ließ sich überhaupt nicht mehr helfen, ja sie dachte nicht mehr an diese Möglichkeit. In den Pausen der Collagengestaltung begann sie zu singen, ließ ihre Arme, im Gesang schwingend, hängen, um aus der Tiefe der Stimme, der Bewegung, nun allmählich im Schwung der Arme und der Stimme immer höher zu kommen. Oft begleitete ich sie dabei. So konnten wir Kontakt aufnehmen mit dem Gesang wie mit den Händen. Dabei fühlte ich, wie ihr Arm von der Hand bis zum Schultergelenk zunehmend leichter wurde.

In ihren Spuren ging Frau H. nun soweit, daß sie die große Ellipse variierte, eine Drehung auch in das Handgelenk nahm, ohne Verspannung. So entstanden die Achten, das Unendlichkeitszeichen oder die Blätter, wie sie in der Zeichnung zu sehen sind. Während dieser Zeit waren Sprache, Gesang und Bewegung gleich locker. Wenn Überanstrengung sich zu signalisieren begann, hörte sie von selbst auf, nicht ohne sich genußvoll stöhnend die Hand zu reiben. Sie freute sich, daß sie diese Energie aufgebracht hatte und ihre Gefühle für sich und die anderen darstellen konnte. Dieses positive Erlebnis ermutigte sie zum Weitermachen.

Ihr Mann kam in die Klinik, um die Ursache ihrer Veränderung, ihrer neuen Lebendigkeit von innen, zu erforschen. Er sah die Vorgänge und verstand sie. Frau H. kommt nun manchmal noch ohne Begleitung zu Besuch, um in der Klinik eine Collage zu schaffen. Sie kann ihre Empfindungen, Gedanken, Gefühle, ihre Eindrücke im Bild gestalten und kommt damit immer weiter voran. Das eben Erfahrene setzt sie in ihre Körperbewegung, ihre Stimme und ihren Gesang um und läßt ihren Arm und ihre Hand sich an ihrem »Dasein«, ihrem »Trotzdem-Können« freuen. Frau H. ist glücklich über ihr »Trotzdem-Können«. Sie läßt ihr Herz Freude suchen, und das gibt ihr Kraft.

All das kann sich nur langsam entwickeln, ohne Druck von innen wie außen. Sie als Betroffener müssen Vertrauen haben und

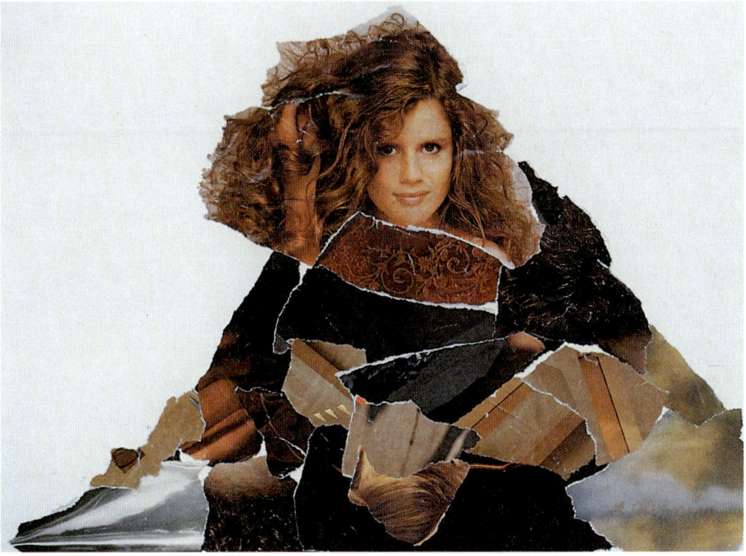

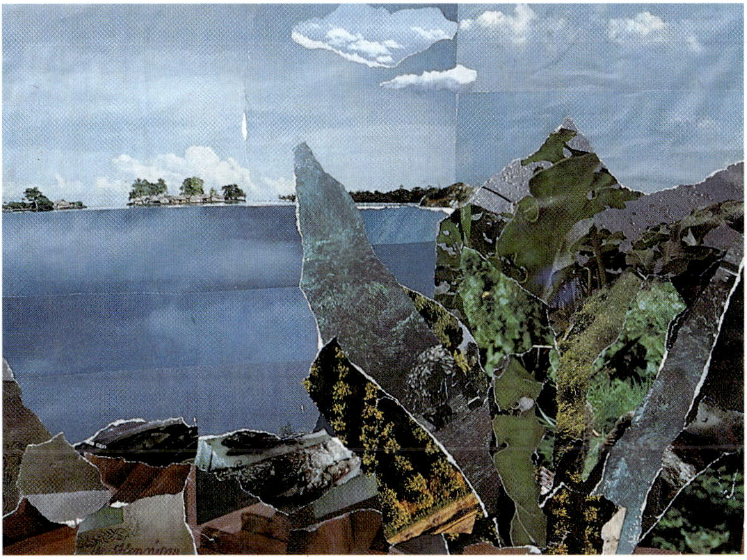

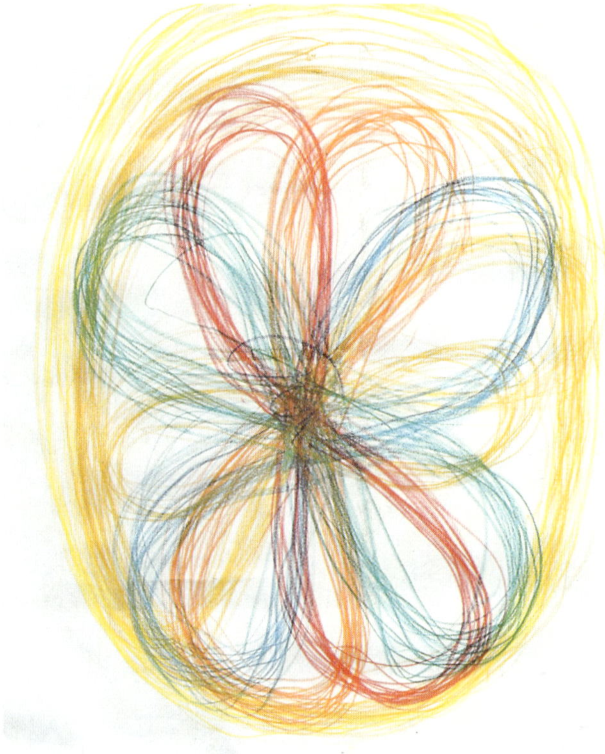

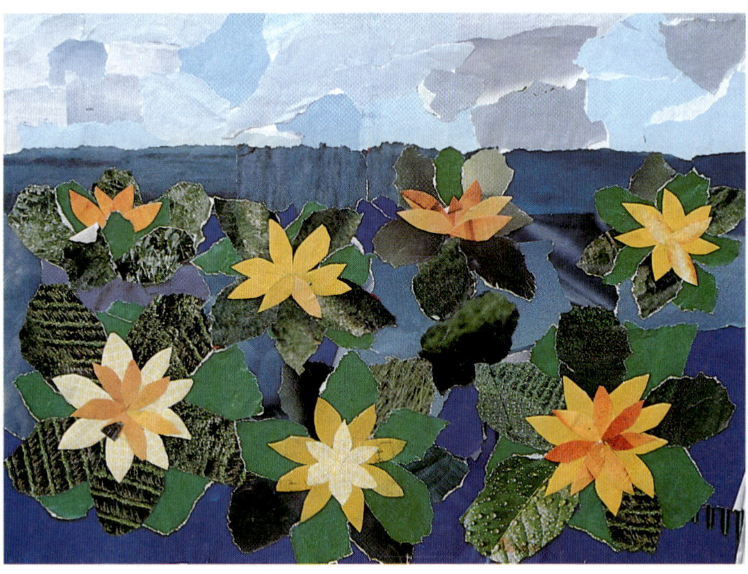

überzeugt sein, daß Sie innerhalb dieser Collagengestaltung und den weiterführenden Entwicklungen in Ihrem Wollen völlig frei sind. Es gibt hier von Außenstehenden keine Bewertung, keinen Leistungsdruck. Alles, was Sie machen, ist gut! Warum? Weil Sie Schritt für Schritt vorgehen können und jeder Schritt für den nächsten wichtig ist, um eines Tages zum eigenen Rhythmus zu kommen. Sie haben Ihren Rhythmus, Ihr Nachbar hat den seinen.

Lernen – eine Behandlung

Ich muß wieder lernen! – Eine wichtige Aufgabe in der Rehabilitationsklinik.

Wann haben Sie das letzte Mal richtig gelernt? Vielleicht beim Verlassen der Schule, dem Ende einer Lehre, eines Studiums oder einer betrieblichen Weiterbildung. Manche von Ihnen haben auch Kurse in den Volkshochschulen besucht. Bei den meisten liegt der Zeitpunkt des letzten Lernens schon dreißig Jahre und mehr zurück. Ein Hindernis für die Rehabilitation? Ich glaube nicht. Eine ebenso verbreitete wie falsche Meinung ist es, daß ältere Menschen nichts mehr hinzulernen können! Nach neueren Untersuchungen scheint es festzustehen, daß es keine allein vom Alter abhängige Veränderung der Lernfähigkeit gibt. Auch im Alter bestehen noch beträchtliche Reserven zum Neu- und Umlernen. Entscheidend sind geeignete Lehr- und Lernformen und das Verhältnis von Lehrendem und Lernendem als Partner. Warum ich Ihnen dies schildere? Sie haben schon gemerkt, daß Sie seit Beginn des Schlaganfalls Tag für Tag Neues lernen oder wiedererlernen müssen. Je überzeugender Ihnen die Wichtigkeit dieses Handelns wegen der damit verbundenen Verbesserung Ihres Krankheitszustandes verständlich gemacht wird, um so aktiver werden Sie mitarbeiten. Das bedeutet für Sie:

Lernen im Sinne von *Umlernen,* um Ihr Verhalten zu ändern. *Neulernen,* um mit Hilfe des erworbenen Wissens mit ihrer Krankheit richtig umgehen zu können. Das gilt aber auch für Ihre Angehörigen. Sie und ihre Angehörigen müssen sich als Teammitglieder verstehen, um den Erfolg zu sichern.

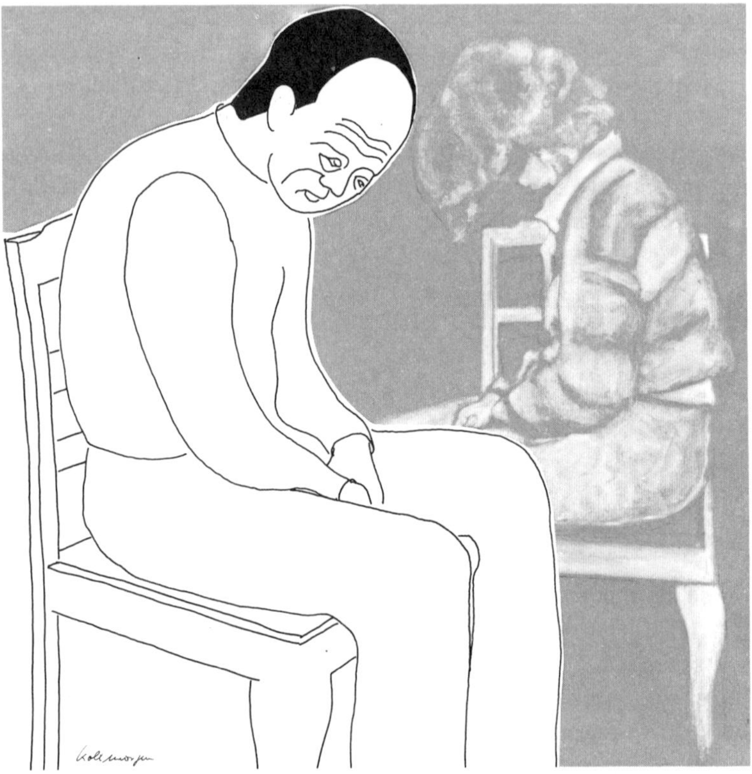

Resignation

Eine Wissenschaftlerin hat aus vielen Angaben von behinderten Menschen den Ablauf des Lernprozesses in folgende Stadien eingeteilt:

Im ersten Stadium wird im allgemeinen die Krankheit verleugnet und nach »Schuldigen« gesucht. Wird in diesem Stadium nicht geholfen, ist eine Rehabilitation wenig erfolgreich.

Im zweiten Stadium wird das Ereignis verstandesmäßig erfaßt, aber die Seele ist noch kleinmütig und der Widerstandswille gering. In diesem Stadium ist bei dem Betroffenen häufig eine Resignation zu spüren, die sich schnell zu einer Depression weiterentwickeln kann. Eine andere Möglichkeit seines Verhaltens ist, daß er einen »Wunderdoktor« sucht. Findet er ihn nicht, wechselt er von Arzt zu Arzt oder zum Heilpraktiker. In beiden Situationen muß mit Hilfe der Therapeuten eine richtige Einstellung zur Krankheit entwickelt werden, denn allein schafft der Betroffene es kaum. Die Angehörigen können ebenfalls resignieren und benötigen Hilfe.

Aller Ziel muß es sein, im dritten Stadium, die durch die Krankheit entstandene Behinderung anzunehmen, um auf dieser Basis zu einer neuen Handlungsfähigkeit zu kommen. Das heißt, durch Hilfe anderer zu lernen, wie man sich am besten selbst helfen kann.

Hilfen durch den Sozialarbeiter

»Hilfe zur Selbsthilfe« ist auch das Ziel des Sozialarbeiters. Er wird Ihnen bei der Bewältigung Ihrer Situation beistehen, gleich, ob Sie seelische Unterstützung und Lernhilfen benötigen, oder ob es um den Übergang von der Rehabilitationsklinik in die häusliche Umgebung beziehungsweise um die Wiedereingliederung in den Beruf geht. Eine Aufnahme in ein Pflegeheim wird auch er nur als »letzten Ausweg« sehen und daher helfen, diesen Schritt zu vermeiden.

Schon in den ersten Tagen nach der Aufnahme in der Rehabilitationsklinik kommt er zu Ihnen, um mit Ihnen zu sprechen und Ihnen seine Hilfe anzubieten. Auch wenn Sie vielleicht schon dem Psychologen oder dem Arzt von Problemen in Ihrem Leben vor und nach dem Schlaganfall erzählt haben, scheuen Sie sich nicht, sie auch dem Sozialarbeiter darzustellen. Solche Sorgen müssen Sie einfach loswerden und häufig ist es so, daß sich erst beim zweiten oder dritten Mal alles aus den tiefsten Winkeln Ihrer Erinnerung löst. Das Gespräch mit dem Sozialarbeiter ist möglicherweise auch einfacher, weil er Ihnen gegenüber keine Fachsprache benutzt. Sie brauchen auch keine Bedenken zu haben, daß er Dinge weitererzählt, die Sie vertraulich behandelt wissen möchten. Er ist auch gegenüber Ihren Angehörigen zur Verschwiegenheit verpflichtet. Aufgrund seiner Erfahrungen wird er Sie vielleicht bitten, daß er einen Teil des Anvertrauten anderen Teammitgliedern erzählen darf, wenn dieses für eine erfolgreiche Behandlung nötig ist. Glauben Sie ihm und geben Sie ihm Ihr Einverständnis.

Sicher bleibt es nicht bei dieser ersten Kontaktaufnahme. Mit Ihrer Erlaubnis wird er auch mit den Angehörigen sprechen. Hierbei liegt das Schwergewicht darauf zu erfahren, wie die familiären bzw. sozialen Verhältnisse vor der Krankheit waren und wie die Angehörigen die augenblickliche Situation empfinden und einschätzen. Bestehende Ängste vor der häuslichen Mehrbelastung nach Ihrer Entlassung sind ebenso Gesprächsthemen wie zu erwartende wirtschaftliche Schwierigkeiten und deren Bewältigung. Wenn sie sich Gedanken machen, wie Sie diese Belastungen bewältigen können, haben Sie im Sozialarbeiter einen fachkundigen Berater.

Ideal wäre es, wenn der Sozialarbeiter zusammen mit dem Ergotherapeuten und Ihren Angehörigen Ihre Wohnung besuchen könnte, um sich ein Bild von ihr und von den eventuell notwendigen Änderungen machen zu können. Oft allerdings ist durch die Entfernung zwischen Rehabilitationsklinik und Wohnort dieser Besuch nicht möglich. Sie werden in späteren Abschnitten dieses Buches (siehe S. 107) lesen, was in der Wohnung aufgrund ihrer Erkrankung und der dadurch aufgetretenen Behinderung geändert werden sollte. Die Verwirklichung solcher Änderungen kostet oft mehr Geld, als Sie aufbringen können und erfordert daher finanzielle Hilfen. Der Sozialarbeiter wird Ihnen Wege dazu aufzeigen. Er kann Ihnen helfen bei

- der Suche nach einer Haushaltshilfe zum Putzen und Einkaufen,
- der Organisation eines »Fahrbaren Mittagstisches«, auch »Essen auf Rädern« genannt. Dieser wird von verschiedenen Einrichtungen angeboten,
- der Organisation der häuslichen Krankenpflege,
- der Regelung von Vertretungen am Wochenende oder im Urlaub für Angehörige, die pflegerische Aufgaben übernommen haben,
- der Suche nach einer neuen Wohnmöglichkeit, wenn zum Beispiel die sanitären Einrichtungen der Wohnung nicht an Ihre körperliche Situation angepaßt werden können,

- beim Ausfindigmachen eines Platzes in einem Pflegeheim, wenn dies nötig ist.

Der Weg ins Pflegeheim soll nur angestrebt werden, wenn alle anderen Möglichkeiten nicht durchführbar sind. Es ist eine Entscheidung, die einen weiteren tiefen Einschnitt im Leben des Betroffenen dargestellt und besonders viel Einfühlungsvermögen und Fingerspitzengefühl erfordert.

Die Verwirklichung einer oder mehrerer der gerade beschriebenen Möglichkeiten kostet Geld. Wenn der Betroffene dies nicht aufbringen kann, müssen finanzielle Hilfen beantragt werden. Scheuen Sie sich daher nicht, wenn eigene Mittel fehlen, Hilfen zu nutzen, die der Gesetzgeber geschaffen hat (siehe S. 164). Eine wichtige Arbeit, die Ihnen der Sozialarbeiter abnehmen kann, ist der Antrag auf Anerkennung als Schwerbehinderter. In der Regel wird beim Schlaganfall ein Grad der Behinderung zwischen 50–100% festgestellt. Die wesentlichen Hilfen für anerkannte Schwerbehinderte sind:

- Förderung einer Beschäftigung durch besondere Pflichten der Arbeitgeber,
- begleitende Hilfen im Arbeitsleben,
- Kündigungsschutz,
- Zusatzurlaub von fünf Arbeitstagen,
- Steuervorteile,
- Fahrpreisvergünstigungen im öffentlichen Personennahverkehr,
- Herabsetzung der Altersgrenze für das flexible Altersruhegeld der gesetzlichen Rentenversicherung auf das vollendete 60. Lebensjahr.

Der Sozialarbeiter kann Ihnen auch bei einem Rentenantrag helfen. Zögern Sie aber eine solche Entscheidung soweit wie möglich hinaus! Gerade, wenn Sie mitten aus dem Berufsleben herausgerissen wurden, verwenden Sie ihre ganze Kraft für das Gelingen der Rehabilitation. Nutzen Sie alle gesetzlichen Möglichkeiten aus. Das bedeutet Fortsetzung der medizinischen Rehabilitation, solange noch Fortschritte erkennbar sind und Beantragung von Maßnahmen zur beruflichen Wiedereingliederung. Dazu gehören je nach Schwere der Behinderung:

- Rückkehr zum alten Arbeitsplatz, der gegebenenfalls Ihrer Behinderung entsprechend geändert werden muß,
- Arbeitsplatzwechsel innerhalb Ihres Betriebes,
- berufliche Umschulung.

Bei der Beantragung kann Ihnen der Sozialarbeiter ebenfalls helfen. Anträge werden an die zuständige Rentenversicherung oder das örtliche Arbeitsamt gerichtet.

Die genannten verschiedenen, aber gleichgewichtigen Aufgaben des Sozialarbeiters, sowohl die Hilfe im psychosozialen Bereich wie bei der praktischen Verwirklichung der Eingliederung in die soziale Umgebung, können während des Aufenthalts in der Rehabilitationsklinik gut verwirklicht werden.

Nach den Einzelgesprächen, die Sie mit den verschiedenen Teammitgliedern hatten, ist die *Mitarbeit in therapeutischen Gruppen* für das Wiedererlangen Ihres körperlichen und seelischen Gleichgewichtes wichtig. Die Gesprächsgruppen werden von fachkundigen klinischen Psychologen sowie von Sozialarbeitern geleitet. Beide werden oft die Rolle des Begleiters einnehmen, der die Gruppenteilnehmer zum Austausch untereinander ermutigt. Die Arbeit in Gruppen befaßt sich u. a. mit folgenden Themenbereichen:

- Wissensvermittlung über die Krankheit überhaupt, deren Behandlung sowie über die Abläufe in der Rehabilitationsklinik,
- Bewußtmachen und Gespräche über eventuell vorhandene Ängste und die Vermittlung einer neuen Sicherheit,
- Wiedergewinnen des Selbstvertrauens,
- Annahme der Erkrankung und der damit verbundenen Behinderung,
- Gestaltung der Zukunft, trotz Behinderung,
- Bewußtmachen der Notwendigkeit, einen Pakt mit den Therapeuten, das Therapiebündnis genannt, zu schließen,
- Verhaltensänderung, um Risikofaktoren auszuschalten,
- aktive Zukunftsgestaltung trotz Behinderung.

Eine solche Arbeit in Gruppen weist auch Wege auf, wie Sie nach der Entlassung bestehende Selbsthilfegruppen kennenlernen oder wie Sie eine neue selbst aufbauen können (siehe S. 151).

Sicher haben Sie bemerkt, daß ich im Zusammenhang mit den Aufgaben des Sozialarbeiters den Betroffenen nicht erwähnt habe, der neben der Halbseitenlähmung auch eine stärkere Sprachstörung erlitten hat. Sie haben gelesen (siehe S. 78), daß auch der Sprachgestörte so früh wie möglich anfangen sollte, seine Gedanken mit anderen auszutauschen. Das kann auch mit der Körpersprache geschehen. Der Sozialarbeiter hat Erfahrung im Erkennen dieser Zeichen und er hat die Möglichkeit, sich jederzeit bei der Logopädin nach dem Zustand des Betroffenen zu erkundigen. Er wird auch die Tips der Logopädin (siehe S. 83) befolgen und so mit dem Betroffenen Verbindung aufnehmen und ihn als Gesprächspartner gewinnen.

Bei schweren Formen einer Sprachstörung sind die erwähnten Gruppenbehandlungen zunächst ungeeignet, da der Betroffene evtl. Versagensängste hat und dadurch in unerwünschte Traurigkeit verfallen kann.

Das neue Verhältnis zwischen dem Betroffenen und seinen Angehörigen

In dem von mir beschriebenen Weg vom Beginn der Krankheit bis zum Aufenthalt in der Rehabilitationsklinik sind Sie als Betroffener mit Ihren Angehörigen schon oft angesprochen worden. Es geht in diesem Lebensabschnitt um Ihr Verhältnis zueinander und um die daraus resultierenden Auswirkungen auf den Rehabilitationsprozeß.

Ein sehr bekannter Arzt in Deutschland, der seine Kollegen immer wieder auf die engen Verflechtungen zwischen Seele und Körper hinweist, hat folgendes beobachtet: Je mehr Vertrauen, Verständnis und Sympathie in der Familie herrschen, desto rascher entwickeln sich die Fortschritte, die die Betroffenen in der Rehabilitation und bei der Wiedereingliederung in das soziale Umfeld machen. Sie sind in einer solchen Umgebung eher in der Lage, um Hilfe zu bitten, was keineswegs selbstverständlich ist. Vielleicht wurden Sie als Kind so erzogen, daß Sie alles allein machen sollten. Möglicherweise hatten Sie auch schon vor dem Schlaganfall Schwierigkeiten, jemanden um Unterstützung zu bitten, denn Sie fürchteten vielleicht, die anderen könnten dies als Schwäche auslegen. Doch die Bitte um Hilfe bedeutet gleichzeitig das Anerkennen der Erkrankung und ist ein Sieg über das Verleugnen Ihres Zustandes. So kommt ein neues erfolgsversprechendes Handeln zwischen Ihnen und Ihrer nächsten Umgebung in Gang.

Darüber hinaus deuten Sie ja mit einer solchen Bitte an, daß Sie darauf vertrauen, Ihr Partner werde seine neue Aufgabe bewältigen. Dies ist eine Situation, die Sie möglicherweise früher schon erlebt oder sich herbeigewünscht haben, nämlich eine Aufgabe übernehmen zu dürfen. Damals waren Sie stolz und gewillt, sie bestens auszuführen. Genauso wird es jetzt Ihrem Partner ergehen. Ein solches Vertrauen kann unerwartete Kräfte hervorbringen. Nutzen Sie diese Möglichkeit! Schließen Sie mit dem Partner einen Pakt gegenseitiger Arbeitsteilung auf Zeit. Sie sind zuständig für alle Aufgaben, die mit Ihrer Rehabilitation in Zusammenhang stehen, Ihr Partner ist zuständig für alle Aufgaben des praktischen Alltags wie geschäftliche und finanzielle Abläufe

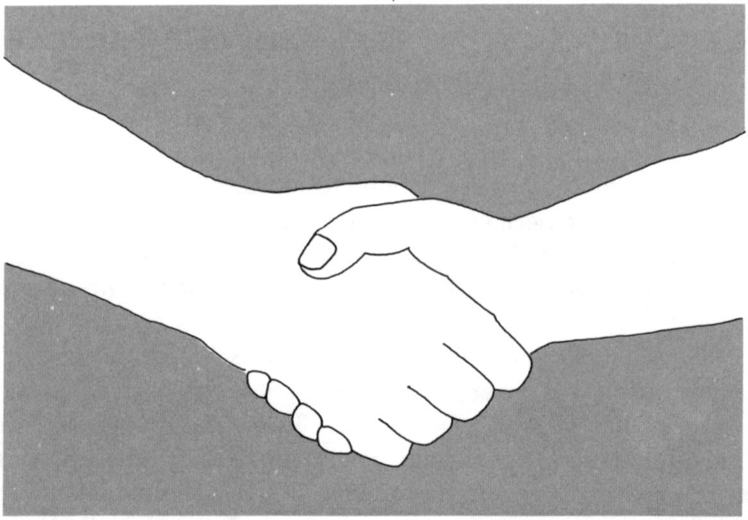

Ein Pakt

und möglicherweise Erziehung der Kinder. Ein solcher Pakt führt zu Gesprächen über Tatsachen des sozialen Alltags und verhindert leere Gespräche, wie über Wetter und Essen, Gespräche, die oft nur Angst und Hilflosigkeit durch Unverbindlichkeit überspielen wollen.

Das Verhalten der Angehörigen wurde in sorgfältigen Untersuchungen näher betrachtet. In den ersten Tagen empfinden die Angehörigen häufig Mitleid. Sie verdecken mit Geschenken ihre Ängste und die Unfähigkeit, mit der Krankheit des Partners richtig umzugehen. Aus Sorge und Mitleid heraus wird der Betroffene auch häufig »überbetreut«. Dies führt ihn in eine äußerst gefährliche Passivität, weil ihm alle Tätigkeiten abgenommen werden. Das Ziel der Rehabilitation »Hilfe zur Selbsthilfe« wird dadurch ins Gegenteil verkehrt.

Der durch die Krankheit hervorgerufenen Rollenwechsel führt zu einer anderen Form der Überbetreuung. Die Frau, sei es die Ehefrau, Tochter oder Partnerin, übernimmt jetzt die Rolle der »Mutter« und der Betroffene die Rolle des »Kindes«. Sie wird ihn ständig beschützen, behüten und damit seine Unselbständigkeit fördern. Auch dieses Verhalten arbeitet der Rehabilitation geradezu entgegen.

Sie müssen die Tatsache annehmen, daß Ihr Partner einen Schlaganfall erlitten hat. Das ist sicher nicht leicht. Doch nicht nur das ist notwendig, sondern Sie müssen alles tun, um den Betroffenen zu überzeugen, daß Verleugnung der Krankheit das Hindernis für eine erfolgreiche Behandlung ist.

Spricht er das Thema Hilfe nicht selbst an, so beginnen Sie damit. Dies muß vorsichtig geschehen! Hilfe darf nicht aufgedrängt werden! Die Hilfe in praktischen Bereichen muß in dem Maß zurückgenommen werden, wie die Eigenaktivitäten des Partners zunehmen. Im psycho-sozialen Bereich muß die Hilfe jedoch unaufdringlich, aber stets gegenwärtig bleiben.

Der Betroffene kann in der ersten Zeit aus Angst aggressiv reagieren. Bleiben Sie gelassen und geduldig! Sprechen und fragen Sie einen Psychologen oder Sozialarbeiter, wenn Sie nicht weiter wissen. Er wird Ihnen sagen, wie Sie sich verhalten sollen.

Nehmen Sie ihren Partner ernst. Da er zu Ihnen Vertrauen haben soll, müssen auch Sie ihm Vertrauen entgegenbringen. Beteiligen Sie den Betroffenen an Ihren Schwierigkeiten und Sorgen, aber lassen Sie ihn nicht Ihre eigenen Ängste spüren. Erwarten Sie nicht, daß seine Besserung schnell und plötzlich auftritt. Haben Sie Geduld. Freuen Sie sich über jeden gelungenen kleinen Schritt und sprechen Sie das auch aus. Ihr Partner wird sich sicherlich darüber freuen.

Stärken Sie durch positive Bestätigung sein Selbstbewußtsein, wann immer es geht.

Haben Sie keine Scheu, mit dem Arzt und den anderen Teammitgliedern zu sprechen. Vor der Entlassung ist es sogar unumgänglich. Erst nach der Entlassung beginnt die Zeit der großen Bewährung. In der Rehabilitationsklinik sorgten allein schon die Unterbringung, die gute Organisation und die Teammitglieder für Geborgenheit.

Wo kann die weitere Rehabilitation durchgeführt werden?

Du mußt nicht auf Erfüllung warten.
Mit Wünschen fängt das neue Leben an.
Jetzt gilt es eigenes Handeln Schritt für Schritt zu starten.
Du mußt Dir selber helfen, darauf kommt es an.

Rehabilitation zu Hause

Sie haben die sicher anstrengende, aber erfolgreiche Zeit in der Rehabilitationsklinik beendet und sind nach Hause oder in Ihre Wohnung in einem Seniorenwohnhaus entlassen worden. Der Ausdruck »erfolgreich« ist hier kein falscher Optimismus, wie eine Studie aus der Gesamthochschule Kassel beweist. Bei der Entlassung aus der Rehabilitationsklinik war fast kein Betroffener mehr bettlägerig. Während bei der Aufnahme nur 67% mit und ohne Hilfe anderer gehen konnten, waren es bei der Entlassung 96%. Die Zahl derer, die ohne Personenhilfe gehen konnten, steigerte sich von 46,5% bei der Aufnahme auf 76,7% bei der Entlassung. Selbständig konnten bei der Aufnahme nur 28,9% Treppen steigen, bei der Entlassung waren es 53,4% und die Zahl derer, die bei der Aufnahme mit und ohne Hilfe Treppensteigen konnten, steigerte sich von 45,7% auf 80,1% (siehe S. 108).

Doch dieses gute Ergebnis kann nur gehalten oder verbessert werden, wenn die Rehabilitation in der ambulanten Versorgung fortgesetzt wird. Wichtig ist dabei die ärztliche Betreuung in Zusammenarbeit mit dem Team sowie die positive Einstellung der Angehörigen oder Partner. Sind diese Voraussetzungen nicht erfüllt, wird der hohe Grad der Behinderung, wie er vor der Aufnahme in der Rehabilitationsklinik bestand, fast wieder erreicht.

Auch hier gilt: Rehabilitation in Teamarbeit

Sofort nach der Entlassung müssen Sie Kontakt mit Ihrem Arzt aufnehmen, damit er die *ambulante Rehabilitation* einleitet. Wenn

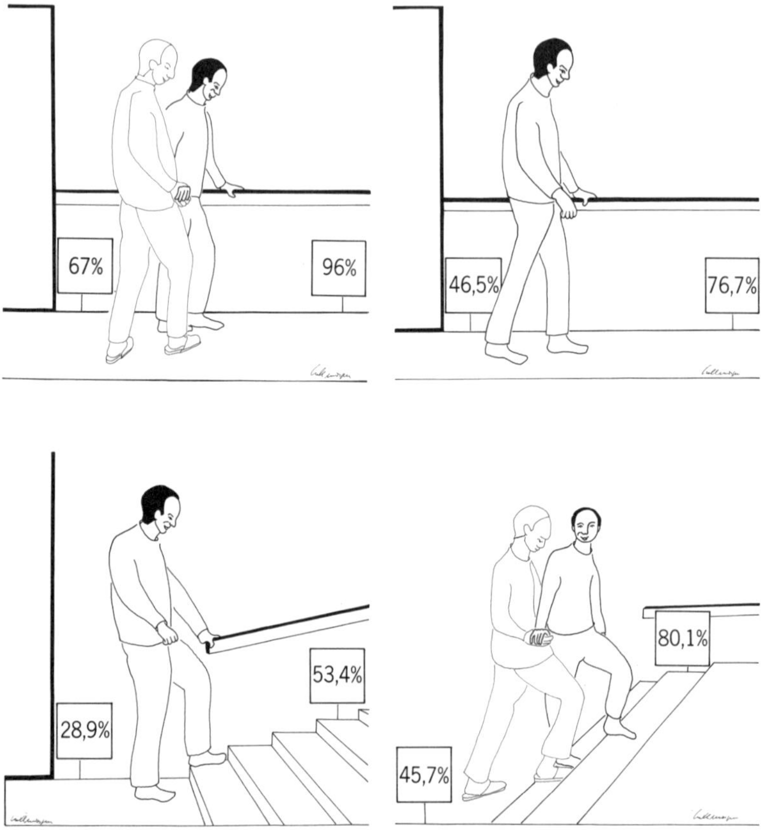

Der Aufenthalt in einer Rehabilitationsklinik steigert die Selbständigkeit, wie auch die Zahlen zeigen.

Sie keine spezielle Krankengymnastik und Ergotherapie verordnet bekommen, wenn bei Sprachgestörten die logopädische Behandlung nicht fortgeführt wird, obwohl der Arzt in der Rehabilitationsklinik die Fortführung dieser Behandlungen empfohlen hatte, fordern Sie es vom Hausarzt. Die Vorstellungen des Gesetzgebers stehen auf Ihrer Seite.

Die schon erwähnte Untersuchung hat weiter gezeigt, daß bei Schlaganfallpatienten eine ambulante Rehabilitation bei der Mehrzahl der Betroffenen nicht durchgeführt wurde, obwohl die Verordnung von Rehabilitationsmaßnahmen im Sozialgesetzbuch vorgesehen ist. Die medikamentöse Behandlung allein ist keine Rehabilitation.

Die Familie

Zu Hause kommt nun die große Bewährungsprobe. Haben Sie in der Rehabilitationsklinik aufmerksam zugehört und gelernt? Manch Einzelstehender hat es zu Hause leichter als der Betroffene in einer Familie, in der alle guten Ratschläge in den Wind geschlagen werden. Nur dort, wo sich alle Beteiligten ständig um eine Besserung bemühen und die Aktivität des Betroffenen fördern, können auch zu Hause weitere Fortschritte erzielt werden. Dabei sollten Sie auch an die Risikofaktoren denken. Zu Hause gilt besonders, was zum Thema »Das neue Verhältnis zwischen dem Betroffenen und seinen Angehörigen« (siehe S. 103) geschrieben wurde. Auf keinen Fall dürfen die Angehörigen Sie überversorgen. Wehren Sie sich dagegen!

Haben Sie vorher allein in einer Wohnung gelebt, wird Ihr Problem eher die Grundversorgung sein.

Vergessen Sie eines nicht: Krankheit und Sorgen gehören ebenso zu unserem Leben wie Gesundheit und Wohlergehen. Wir können auch in der Zeit der Krankheit Glück empfinden, und wieviele sind körperlich gesund und doch unglücklich.

Geben Sie nicht auf!

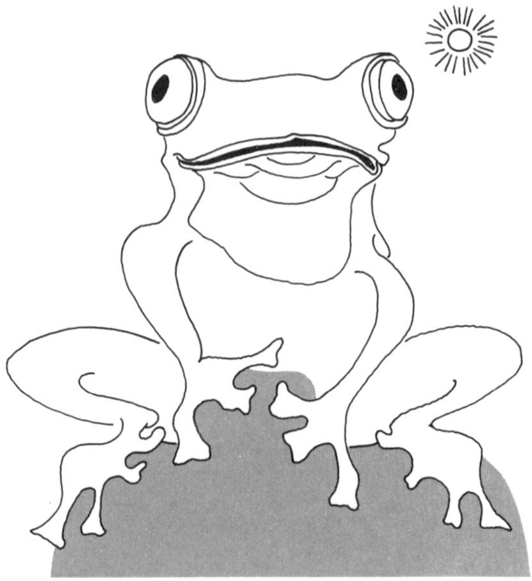

»Geschafft!«

Kennen Sie die Parabel von den beiden Fröschen, die eines abends jeder in einen Topf voll Sahne fallen? Der eine resigniert und ertrinkt in der Sahne. Der andere strampelt und strampelt die ganze Nacht, und als die Sonne aufgeht, sitzt er auf einem Häufchen Butter und springt aus dem Topf. Geben Sie also nie auf! Schaffen Sie sich eine Basis, von der aus es weitergehen kann. Der große Komponist Händel schuf den »Messias« *nach* einem Schlaganfall.

Die Wohnung

Trotz der vertrauten Umgebung zu Hause tauchen schnell Probleme auf z. B. im **Schlafzimmer:** Das Bett ist wahrscheinlich nicht hoch genug. Erinnern Sie sich an das Sitzen auf der Bettkante? Sie sollten dabei bei rechtwinkelig gebeugter Hüfte und Knien die Füße flach auf den Boden stellen. Dies muß auch zu Hause möglich sein. Ihr Bett muß daher durch fest verbundene Klötze unter den Bettfüßen erhöht werden. Günstig ist es, wenn das Bett frei im Raum steht, damit es von allen Seiten zugänglich ist. Wenn Sie im Bett liegen, muß eine Pflegeperson von der betroffenen Seite an Sie herantreten können. Bevorzugen Sie beim Aufstehen, wie Sie es in der Rehabilitationsklinik gelernt haben, die behinderte Seite!

Sie benötigen in Ihrem Bett eine feste Matratze. Ein Brett unter der Matratze bzw. ein in der Härte verstellbarer Lattenrost erfüllen den gleichen Zweck. Ein Bettisch und ein Bettwagen sind notwendig, wenn Sie kurz- oder längerfristig bettlägerig sind. Doch nicht vergessen: So früh wie möglich wieder aus dem Bett heraus! Sollten Sie einen Bettvorleger benutzen, muß er mit doppeltem Klebeband am Boden befestigt sein.

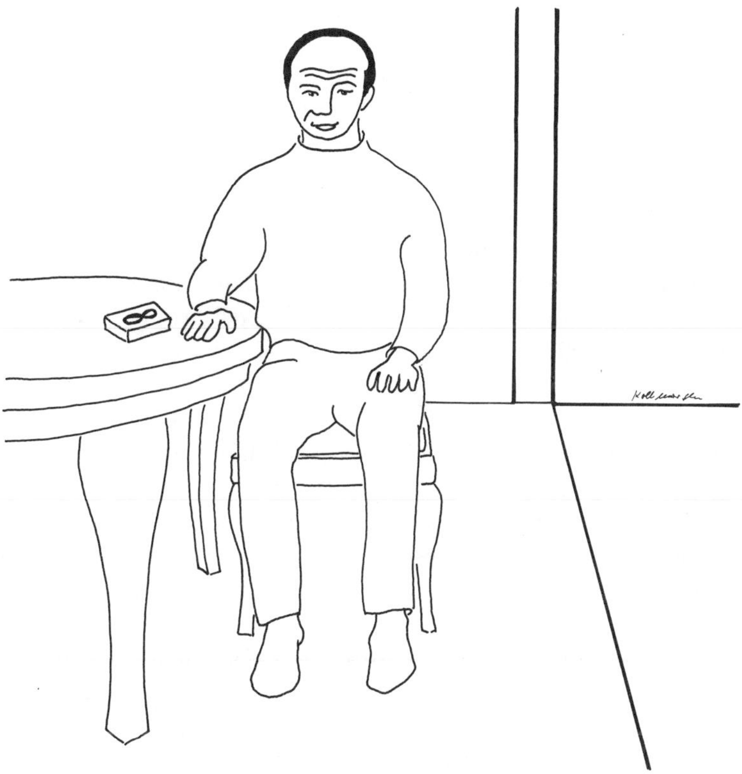

Schaffen Sie sich Platz in Ihrer Wohnung

Sehen wir uns weiter in der Wohnung um. Im **Wohnzimmer** stehen die so bequemen Sessel, in die man sich richtig hineinfallen lassen konnte. Doch diese sind für Sie jetzt ungeeignet. So müssen Sie die Polstermöbel zunächst Ihren Besuchern überlassen. Sie selbst benötigen stabile Stühle, die auch dem Rücken einen festen Halt bieten und es ermöglichen, daß beide Füße beim Sitzen mit der ganzen Sohle den Boden berühren. In jedem Ihrer Zimmer, einschließlich Küche und Bad, sollten solche Stühle stehen.

Im Wohn- wie im Schlafzimmer muß Platz für einen genügend großen Tisch sein. Er dient unter anderem dem Üben. Der betroffene Arm sollte abgestützt auf dem Tisch liegen (siehe S. 111).

Ungünstig sind viele schwere Möbel in der Wohnung. Hier müssen Sie mit Ihren Angehörigen prüfen, wie Sie am besten Bewegungsraum schaffen können und doch noch das vertraute Bild Ihrer Wohnung erhalten bleibt. Unstabile Tischchen und Hocker für Vasen oder Zimmerpflanzen müssen entfernt werden.

Wichtig ist auch der **Fußboden** und sein Belag. Besonders gefährlich sind Stein- und Parkettfußböden oder glatter Linoleumbelag sowie Brücken und Fußmatten, die nicht rutschfest sind. Günstiger sind Korklinoleum und rutschfeste Kunststoffböden. Schwere große Teppiche sind als Belag der höheren Kanten wegen weniger geeignet als fest verlegte niederflorige Teppichböden. Sind Sie auf einen Rollstuhl angewiesen, können Teppiche das Fahren erschweren und schon kleinere Höhenunterschiede zum Hindernis werden. In der Küche oder im Bad sollte ein rutschfester, pflegeleichter Fußbodenbelag ausgelegt sein. **Schwellen** zwischen den Zimmern, wie in Altbauten noch üblich, bedeuten eine Gefahrenquelle. Sind sie nicht zu beseitigen, sollte diese Gefahr durch kleine Rampen vor und hinter der Schwelle verringert werden.

Der Fensterbereich mit den Gardinen verdient ebenfalls Beachtung. Ein **Fenster** mit Schwenkkippflügel ist am günstigsten. Auf jeden Fall benötigen Sie ausreichend Platz vor dem Fenster. Bei Gardinen sind althergebrachte Schnurzüge besser als Schleuderstangen, denn diese setzen für ihre Bewegung ein sicheres Gleichgewicht voraus.

Beim Bedienen von Rolläden kann es Schwierigkeiten geben. Einfache elektrische Vorrichtungen, die im allgemeinen leicht zu montieren sind, leisten Abhilfe.

Lassen Sie die **Türen,** damit diese Sie nicht behindern, möglichst offen stehen. Die Badezimmertür sollte nach außen aufgehen, um im Fall eines Sturzes den Zugang zu ermöglichen.

Kippschalter oder – noch besser – Berührungsschalter erleichtern Ihnen das Einschalten von Zimmerbeleuchtungen und anderen elektrischen Geräten. Die **Steckdosen** sollten vorzugsweise in 80 cm bis 100 cm Höhe über dem Fußboden verlegt werden. Eine von ihnen an jeder Zimmerwand verkürzt die Kabelwege und schützt Sie so vor dem Stolpern. Bei Tisch- oder Stehlampen sind die **Schalter** am zuführenden Kabel zu montieren. An Steckern mit seitlichem Kabelabgang können Griffe angebracht werden.

Zum An- und Abstellen des Wassers haben sich Einhebelarmaturen als optimal erwiesen.

Ein besonderes Augenmerk erfordert die **Küche.** In ihr muß genügend Bewegungsraum vorhanden sein. Am günstigsten ist eine zusammenhängende Arbeitsfläche, in der die Herdplatte, die beim Elektroherd eine Keramikplatte mit Restwärmeanzeige sein sollte, und die Spüle eingebaut sind. Die Keramikplatte ist besser, weil Sie Töpfe nicht anheben müssen, sondern sie schieben können. Der in der Regel unter der Herdfläche eingebaute Backofen ist in dieser Position besonders ungeeignet. In Augenhöhe ist er günstiger angebracht; dies ist bequemer und hilft, Unfälle zu vermeiden. Es gibt Herde, die auch innen durch eine spezielle Auskleidung leicht zu reinigen sind. Ein Mikrowellengerät, in Arbeitshöhe montiert, ist eine wesentliche Hilfe, wenn Sie zunächst Fertiggerichte verwenden.

Die optimale Höhe der Arbeitsfläche liegt für Arbeiten im Stehen individuell zwischen 85 und 90 cm. Es ist zweckmäßig, neben den Unterbauten feste herausziehbare Holz- oder Metallstangen knapp unter Tischhöhe anbringen zu lassen. Diese bieten Ihnen Halt zum Anlehnen. Die Hängeschränke über der Arbeitsfläche sollten für Sie leicht erreichbar sein, da Sie sonst nur die vorderen Geschirrteile gut fassen können. Schiebetüren an den Schränken sind geeigneter als Klapptüren. Häufig benutzte Geschirrteile stellen Sie am besten nach vorn. Fällt Ihnen das Bücken durch Gleichgewichtsprobleme noch schwer, so dienen die untersten Fächer und Schubladen besser als Reservefläche.

In der Küche muß es einen Küchentisch von etwa 78 cm Höhe für sitzende Arbeit geben. Wenn nicht genügend Platz vorhanden ist, kann anstelle des Küchentisches ein Wandklapptisch in gleicher Höhe benutzt werden. Rutscht der Stuhl auf dem Küchenboden, können rutschfeste Fußkappen verwendet werden.

Die **Sicherheit** ist gerade in der Küche besonders zu beachten. Wenn Sie einen Gasherd haben, lassen Sie ihn prüfen, ob bei ungewolltem Ausgehen der Flamme auch die Gaszufuhr automatisch unterbrochen wird. Auf die Leuchtanzeige einer noch heißen Platte beim Elektroherd habe ich schon hingewiesen.

Die Kabelverbindungen der elektrischen Geräte wie Toaster, Handmixer oder Küchenmaschinen, müssen auf ihre technische Sicherheit überprüft werden, denn behelfsmäßig reparierte Anschlüsse sind schon unter normalen Umständen gefährlich. Ziehen Sie den Stecker niemals am Kabel aus der Steckdose, sondern immer am Stecker selbst. Benutzen Sie Kabel, die von der Seite des Steckers abgehen und kurz sind.

Zur Sicherheit beim Arbeiten gehört auch eine gute Beleuchtung. Leuchtstoffröhren oder die modernen Leuchtstofflampen mit Sokkel sind besonders gut geeignet, da sie seltener ausgewechselt werden müssen und weniger Strom verbrauchen. Eine einzelne Raumleuchte in der Küche reicht nicht aus. Es müssen festmontierte Arbeitsplatzleuchten vorhanden sein.

Auch das **Badezimmer** muß für Sie sicher gestaltet werden. In der Regel wird die Badewanne an einer Längswand stehen. An dieser Wand muß eine Haltestange 10 cm über dem Wannenrand befestigt werden, die genügend Abstand (ca. 75 mm) zur Wand hat, damit Sie die

Finger um die Stange schließen können. Diese muß so stark sein, daß Sie Ihr Gewicht aushält. An der gegenüberliegenden Wandseite gibt eine weitere Haltestange zusätzliche Sicherheit und kann außerdem als Badetuchhalter benutzt werden. Vorhandene Handtuchstangen sind als Haltestangen selten geeignet, weil sich nicht stabil genug sind. Für die Badewanne ist ein Badebrett zweckmäßig. Das Brett sollte mit dem Badewannenrand bündig sein, eine leichte Neigung zur Mitte hin haben und gelocht sein, damit das Wasser in die Badewanne ablaufen kann. Darauf sitzend können Sie sich waschen, ohne daß das Badezimmer zu naß wird. Ein weiteres Hilfsmittel ist der Badewannensitz, dessen Sitzfläche 20–25 cm über dem Boden der Badewanne liegen soll. Es gibt ihn mit oder ohne Rückenlehne. Auch hier sollte die Sitzfläche gelocht sein. Eine rutschfeste Matte gehört auf jeden Fall in die Badewanne. Ein Stuhl, in der Höhe des Badewannenrandes erleichtert das Einsteigen.

Bei der Duschkabine kann Ihnen die Schwelle der Duschwanne Probleme bereiten. Vor der Schwelle, auf dem Stuhl sitzend, wird diese leichter überwunden. In der Duschkabine sorgen Haltestangen an Seiten- und Rückwand für sicheren Stand. Reicht dies nicht, benutzen Sie einen Duschstuhl oder einen Duschhocker.

Weitere Haltestangen oder Griffe müssen neben dem Toilettenbecken an Ihrer gesunden Seite angebracht werden. Die Sitzhöhe des WC-Beckens sollte der Höhe Ihrer Stühle entsprechen. Ist dies nicht der Fall und kann ein neues nicht eingebaut werden, gibt es Sitzerhöhungen aus Kunststoff zu kaufen. Sie sind aus einem Stück, leicht zu reinigen und werden durch Winkel oder Klammern am WC-Becken befestigt. Diese Sitzerhöhungen gibt es auch mit Deckel, damit sie nicht jedesmal wieder abgenommen werden müssen. Der Toilettenpapierhalter sollte so an der Wand angebracht werden, daß er mühelos mit der gesunden Hand zu erreichen ist. Besser als Papierrollen sind Schachteln, aus denen das Papier einzeln entnommen werden kann.

Auch in die **Diele** gehört der schon beschriebene Stuhl. Praktischer als Kleiderhaken erscheint mir ein sehr stabiler Garderobenständer mit angepaßter Höhe. Hier kann der Mantel ausgebreitet aufgehängt werden, wenn Sie Schwierigkeiten mit dem Aufhängen auf einen Bügel haben. Außerdem bietet er Platz für Hut, Stock und Schirm.

Die **Eingangstür** muß besonders gesichert sein, da die meisten Einbrüche über diese erfolgen und Sie dann wehrlos sind. Ein Sicherheitsschloß und Sicherheitsbeschläge sind das mindeste, was Ihnen Schutz gibt. Nützlicher ist zusätzlich ein Riegel, der es ermöglicht, die Tür zunächst nur einen Spalt zu öffnen. Besonders wichtig ist ein Spion in der Tür, der mit Hilfe einer Weitwinkellinse den Raum vor der Tür überschaubar macht.

Wohnen Sie in einem Einfamilienhaus, taucht das Problem des Treppensteigens auf, da das Schlafzimmer meist im oberen Stockwerk liegt. Wenn Sie in der Rehabilitationsklinik das **Treppensteigen** wieder gelernt haben, wird es Ihnen auch zu Hause gelingen. Rutschfester Belag auf den Stufen sowie Handläufe an beiden Seiten geben Ihnen die nötige Sicherheit. Das gleiche gilt auch für die Treppenabsätze sowie für den Bereich vor und nach der Treppe. Auf keinen Fall sollte eine Verlegung des Schlafzimmers nur der Bequemlichkeit wegen erfolgen, denn Treppensteigen ist zugleich Fortsetzung der Behandlung (Training) und verbessert Ihre Bewegungsmöglichkeiten. Sind Sie nicht in der Lage, Treppen zu steigen, sollte geprüft werden, ob nicht ein Treppenaufzug eingebaut werden kann.

Das größere Problem entsteht im Treppenhaus, das zu einer Mietwohnung führt. Ob der Vermieter einen zweiten Handlauf anbringen läßt, ist fraglich. Sie sollten aber auf jeden Absatz einen Stuhl stellen, um sich ausruhen zu können. Ein vorhandener Fahrstuhl ist zwar verlockend, doch Sie wollen ja üben! Benutzen Sie ihn möglichst nicht!

Als letztes bleibt immer noch der Wechsel in eine behindertengerechte Wohnung.

Hilfsmittel und ihre Anwendung

Alle Hilfsmittel haben zum Ziel, Ihre Selbständigkeit und Unabhängigkeit zu fördern. Erste Kontakte mit ihnen hatten Sie schon in der Rehabilitationsklinik und haben manche davon nutzen und schätzen gelernt. Darüber hinaus bieten besonders die technischen Hilfen für den vorher Berufstätigen Möglichkeiten, wieder den alten oder einen anderen Arbeitsplatz einzunehmen. Ohne Hilfsmittel wird allerdings auch in der Wohnung manches Handeln unmöglich bleiben. Grundsätzlich gilt es, Hilfsmittel nur vorübergehend, solange es unbedingt notwendig ist, anzuwenden. Sie dürfen nicht dazu führen, Ihre Übungen mit der betroffenen Hand zu vernachlässigen. Der Umgang mit ihnen muß schrittweise gelernt werden, auch wenn dies viel Zeit erfordert.

Hilfsmittel im Haushalt

Es sind eine große Anzahl einfallsreicher und nützlicher Hilfsmittel für den Alltag auf dem Markt. Die Erfinder sind Ingenieure, Therapeuten oder Betroffene. Sie reichen von der behindertengerechten Umwandlung normaler Werkzeuge bis zu Spezialanfertigungen mit zum Teil hohem technischen Aufwand. Alle tragen dazu bei, Sie in den Aktivitäten des Lebens unabhängiger zu machen. Sie können sie in Katalogen finden, deren Bezugsquellen Ihnen im Anhang genannt werden.

Ihr Spektrum ist breit gefächert. Es reicht von kleinen Geräten, die Ihnen die Zubereitung des Essens und das Essen und Trinken selber erleichtern, über Alltagshilfen beim Waschen und Kleiden, beim Schreiben und Telefonieren bis zum Rollstuhl und komplizierten elektronischen Geräten. Gehen Sie von den Erfahrungen aus, die Ihnen der Ergotherapeut vermittelt hat. Er wird Ihnen Einzelvorschläge gemacht haben, die vor allem den betroffenen Arm berücksichtigen.

Auf keinen Fall darf die Benutzung eines angeschafften Hilfsmittels Ihre Situation verschlechtern. Dies wäre bei Geräten der Fall, die zu einer ständigen einarmigen Tätigkeit verleiten.

Doch prüfen Sie das einzelne Hilfsmittel erst in der praktischen Anwendung, bevor Sie es kaufen. Die Fachhändler, die sie auf Lager haben, sind gerne zur Beratung und Demonstration bereit. Außerdem gibt es in manchen Städten bei den Sozialstationen Hilfsmittellager, in denen Sie ebenfalls austesten können, ob das einzelne Gerät für Sie geeignet ist.

Alle Arbeiten in der Küche erfordern sowohl grobe wie auch feine Bewegungen, welche das Wiedererlangen der Nerven- und Muskelfunktion fördern. Auch wenn Ihnen Ihr Partner hilfsbereit zur Seite steht, sollten Sie sich nicht zu sehr verwöhnen lassen. Für betroffene Frauen gilt natürlich das gleiche, nur wird die Motivation zum selbständigen Arbeiten höher sein, besonders dann, wenn der Mann ungeschickt in der Küche hantiert. Seien Sie nicht bekümmert, wenn die Arbeit langsam von der Hand geht und Sie schneller ermüden. Legen Sie Pausen ein und arbeiten Sie im Wechsel sitzend und stehend.

Solange Sie bei der Küchenarbeit noch unsicher sind, können Sie eines der vielen käuflichen Fertiggerichte im Mikrowellenherd schnell zubereiten. In der ersten Zeit mag auch das »Essen auf Rädern« die richtige Lösung sein.

Beim Einkauf müssen Sie darauf achten, wie sich die **Verpakkungen** öffnen lassen. Flaschen mit Schraubverschluß sind besser zu handhaben als Kronkorkenflaschen, diese wiederum besser als mit Korken verschlossene. Glasbehälter mit Schraubverschlüssen lassen sich leichter öffnen als solche, bei denen durch Anheben erst Luft in den Behälter gelangen muß. Im Fachhandel gibt es Hilfsmittel, um Flaschen, Gläser oder Konservendosen festzuhalten und zu öffnen. Ein an der Wand befestigter, für einarmige Bedienung geeigneter, elektrischer Dosenöffner ist noch günstiger.

Schachteln aus Karton haben häufig perforierte Laschen, die einhändig aufzureißen sind. Plastikbeutel und Folien werden mit einer Haushaltsschere abgeschnitten, die es auch für Linkshänder gibt. Dikkere Pappen können mit einem Teppichmesser gut zerschnitten werden. Dieses hat vor allem den Vorteil, daß die kurze scharfe Spitze in den Griff zurückgezogen werden kann.

Sind Sie Rechtshänder und ist der rechte Arm betroffen, müssen Sie zunächst mit der noch wenig geübten linken Hand schneiden. Wenn Sie die rechte Hand schon zum Halten benutzen können, besteht dann die Gefahr einer Verletzung der Haltehand. Diese Gefahr wird geringer, wenn die Messerklingen scharf sind und dadurch, ohne abzugleiten, das Material zerschneiden. Das Halten kann durch Haltebretter, die mit rostfreien Stahlspitzen versehen sind, erleichtert und sicherer werden. Es gibt sie im Fachhandel. Das Brett wird mit einer Klammer am Küchentisch festgeschraubt. Eine standfeste elektrische Schneidemaschine mit sicherem Schutz für Hand und Finger ist für alle Lebensmittel wie Brot, Wurst, Schinken, usw. geeignet. Benützen Sie aus Sicherheitsgründen bei kleinen Stücken den Resteschlitten zum Anpressen des Lebensmittels an die Führung vor dem Messer.

Zum **Reinigen von Gemüse und kleinen Küchengeräten** können Sie Bürsten kaufen, die mit Saugnäpfen, zum Beispiel im Abwaschbecken, befestigt werden. Ein am Wasserhahn leicht anbringbarer Schlauch erleichtert das Abspülen und verhindert, versehen mit einem Perlator, das Spritzen. Die schon erwähnten Saugnäpfe dienen auch zum Halten von Schüsseln und Töpfen auf Flächen. Diese müssen allerdings glatt sein. Andere Mittel, die das Rutschen verhindern, sind ein- oder beidseitig rutschfeste Schaum- oder spezielle Kunststoffmatten. Sollte Ihnen etwas auf den Boden gefallen sein, müssen Sie beim Aufheben breitbeinig stehen, um die Standfläche zu vergrößern. Gegebenenfalls ziehen Sie einen Stuhl zum Abstützen heran oder benutzen einen Spezialgreifer mit langem Griff aus einem der Hilfsmittelprogramme.

Die Erleichterungen beim **Abwaschen** beginnen schon mit der Auswahl von Gläsern, Tellern, Tassen und Kochtöpfen. Alles muß leicht, griffig und möglichst unzerbrechlich sein. Die Pfannen sollten zur bequemen Reinigung mit Teflon beschichtet sein.

Für die **Reinigungsarbeiten im Haushalt** gilt: »Soviel wie möglich selber machen!« Die Reinigung wird Ihnen weniger Mühe bereiten, wenn Sie Ihre Wohnung funktionell umgestaltet haben.

Der Umgang mit einem Besen ist leicht, wenn der Stiel so gearbeitet ist wie die Unterarmstützen bei einem modernen Gehstock. Auch Kehrgarnituren sind mit langem Stiel im Handel. Zum Feuchtwischen des Bodens gibt es jetzt auch in Deutschland die aus Spanien bekannten Aufnehmeeimer. In ihnen wird ein an einem Stiel befestigter, nasser Mop nach Benutzung in einem Kunststofftrichter durch Drehen ausgedrückt. Dann wird der Mop erneut zur weiteren Benutzung im Eimer angefeuchtet. Der Stiel müßte aber ähnlich wie beim Gehstock gearbeitet sein.

Bei Staubsaugern können das Gewicht und die sonst so praktische Einschaltung mit dem Fuß zu Schwierigkeiten führen. Ein geschickter Elektriker wird Ihnen sicher einen Handschalter an für Sie geeigneter Stelle anbringen können. Gerade beim Staubsaugen werden sich die höher verlegten Steckdosen als wichtig erweisen.

Am einfachsten ist das **Wäschewaschen** in einer Waschmaschine, die von oben geladen wird (Toplader). Die meisten Maschinen haben ein Schleuderprogramm. Zum endgültigen Trocknen können dann handelsübliche Gestelle benutzt werden, die an der Decke oder über der Badewanne befestigt werden und einhändig bedienbar sind.

Das **Schuheputzen** ist leichter, wenn Sie die behinderte Hand in den Schuh stecken und ihn mit den Knien festhalten, die durch Folie geschützt sind. Dann wird eine Selbstglanz-Schuhcreme aufgetragen, die in Tuben mit aufgesetztem Schwämmchen erhältlich ist.

Beim Lesen könnte das Umblättern Schwierigkeiten machen. Benutzen Sie in jedem Fall die rechte Hand, streifen Sie über den Mittelfinger einen Gummifingerhut oder benutzen Sie einen Bleistift mit Radiergummi, den Sie umgekehrt zwischen die Finger nehmen.

Beim Schreiben mit der betroffenen Hand hilft es Ihnen, wenn Sie über das Schreibgerät einen dicken Gummischlauch streifen oder es mit Verpackungsschaumstoff umwickeln. Weiche Bleistifte oder Filzstifte sind geeigneter als harte oder Kugelschreiber.

Zur Erleichterung des Telefonierens bestellen Sie bei der Post ein Drucktastentelefon mit extragroßen Drucktasten und beantragen Gebührenermäßigung.

Hilfen zur selbständigen Körperpflege

Die eigene Körperpflege haben Sie schon in der Rehabilitationsklinik unter Berücksichtigung Ihrer Möglichkeiten wiedererlernt. Vielleicht haben sich inzwischen die Funktionen von Arm und Hand weiter gebessert. Aus Sicherheitsgründen werden Sie vielleicht noch auf Hilfsmittel wie Badebrett, Badesitz und Gummimatte für den Boden der Badewanne angewiesen sein.

Wahrscheinlich werden Sie sich auf die eigene **Badewanne** gefreut haben. Das Benutzen der Badewanne sollte in kleinen Schritten geübt werden. Sie sitzen auf dem Stuhl im Badezimmer mit der gesunden Seite zur Badewanne direkt neben ihr. Vor Ihnen auf der Badewanne liegt ein Badebrett. Dann stützen Sie sich mit der gesunden Hand auf dem Wannenrand ab, stehen auf, machen eine leichte Drehung mit dem Rücken zur Badewanne und setzen sich auf das Badebrett. Danach heben Sie den gesunden Fuß über den Badewannenrand und stellen ihn auf den Boden, auf dem die rutschfeste Badematte liegt. Mit der gesunden Hand unterstützen Sie nun das betroffene Bein. So über der Wanne sitzend, können Sie zwar noch nicht baden, aber den ganzen Körper mit einem Schwamm oder mit einem Badelappen, der über eine Badebürste mit Griff gezogen ist, waschen. Mit Hilfe eines Badesitzes, etwa 25 cm über dem Wannenboden, können Sie auch, wenn Sie noch nicht vom Badewannenboden direkt hoch kommen, bei genügend hohem Wasserstand ein Sitzbad nehmen. Achten Sie auf die Wassertemperatur. Sie sollte 37 °C nicht übersteigen, wenn die Temperaturempfindung der betroffenen Seite gestört ist.

Im Wasser müssen Sie bald versuchen, die betroffene Hand zum Waschen mitzubenutzen. Die erhöhte Spannung und der Krampf im Muskel sind im warmen Wasser häufig geringer, und so wird das Üben leichter. Vor dem Aufstehen lassen Sie das Wasser ab. Die wandseitige Haltestange hilft Ihnen, wieder zum Stehen zu kommen.

Das Aussteigen aus der Badewanne erfolgt dann in umgekehrter Reihenfolge. Die möglichst großen Badetücher aus saugfähigem Frottee sollten etwas geändert werden. Entweder lassen Sie sich, etwa im Schulterabstand, aus breitem Frottee zwei Laschen nähen, die am Ende einen genügend breiten Klettverschluß haben, um das Badetuch auf der Brust zu schließen, oder Sie lassen, wie bei einem Poncho, einen Schlitz im Badetuch anbringen. In beiden Fällen können Sie sich ganz einhüllen. Manchmal reicht auch schon ein sehr weiter Bademantel.

Beim täglichen Waschen versuchen Sie, wie beim Baden, die betroffene Hand zur Reinigung der gesunden Seite mit einzusetzen.

Das **Zähneputzen** kann durch eine elektrische Zahnbürste erleichtert werden, zumal diese in der Regel einen gut zu haltenden Griff hat. Die Zahnprothesen werden über Nacht wie üblich behandelt. Eine Bürste zum Abbürsten der Prothese wird mit Saugnäpfen am Waschbecken befestigt.

Beim **Reinigen der Fingernägel** sollte die betroffene Hand möglichst mithelfen. Geht das nicht, wird eine Nagelbürste auf einer Holzplatte fixiert, deren Unterseite Saugnäpfe hat und so im Waschbecken befestigt werden kann. Das Feilen der Nägel der gesunden Hand können Sie mit einem kleinen Trick auch über dem Waschbecken machen. Lassen Sie sich eine große handelsübliche Feile an einem Holzkeil festschrauben, den Sie dann in den als Überlauf an der Rückseite des Waschbeckens befindlichen Schlitz eindrücken.

Das **Rasieren** dürfte mit modernen Akkugeräten keine Schwierigkeiten bereiten. Die modernen, mit einer elektrisch angetriebenen, vibrierenden Klinge versehenen Rasierer sind ebenfalls gut einhändig zu benutzen. Mit Rasiercreme aus Tuben und einem kleinen Pinsel können Sie den notwendigen Schaum erzeugen. Rasierschaumspray ist nicht so günstig, denn seine Verteilung ist besonders für die nicht geübte linke Hand schwieriger und somit in der Anwendung teurer. Bleiben Sie beim Rasieren sitzen, wenn Sie mit dem Gleichgewicht noch Schwierigkeiten haben. Für Kämme gibt es Verlängerungen. Damit Sie sich auch sitzend im Spiegel sehen können, gibt es spezielle Spiegelkippbeschläge.

Die **Benutzung der Toilette** dürfte mit den genannten Hilfsmitteln problemlos sein. Sorgen Sie durch ballastreiche Kost, zusätzliche Weizenkleie oder Darmquellmittel und viel Flüssigkeit stets dafür, daß der Stuhl weich bleibt und die Darmentleerung leicht vonstatten geht. Die Gefahr einer Hirnblutung darf nicht durch längeres Pressen herausgefordert werden. Haben Sie einmal einen Darminfekt mit Durchfall, ist ein Nachtstuhl neben dem Bett an Ihrer gesunden Seite zweckmäßig. Es gibt Stühle, bei denen chemische Stoffe den Geruch schnell beseitigen.

Eine Urinflasche (Urinal) aus Kunststoff sollte neben dem Bett stehen. Sie gibt es in Formen für Männer und Frauen. Erinnern Sie sich an die Hinweise auf das Kontinenztraining (siehe S. 47). Leider kann der Zustand, das Wasser nicht halten zu können, bei manchen Betroffenen trotz aller Bemühungen nicht beseitigt werden. Diese leben dann ständig in Sorge, daß die anderen »etwas merken«. Es gibt jetzt einen Inkontinenzslip zu kaufen, eine spezielle kurzbeinige Unterhose. Sie ist mit einem Vliesstoff versehen, der die Feuchtigkeit an eine darunterliegende Saug- und Speicherschicht weiterleitet. So bleibt die Haut trokken. Der Slip sitzt fest, da an den Beinansätzen ein wirksamer Zug eingearbeitet ist. So bleibt der Slip dicht, und es kommt zu keiner Geruchsbelästigung.

Das selbständige An- und Auskleiden

In der Rehabilitationsklinik haben Sie das An- und Auskleiden geübt. Doch jetzt zu Hause stehen Sie vor der Wahl, unter den verschiedensten Kleidungsstücken aussuchen zu können. Der Hauptgesichtspunkt wird die Bequemlichkeit sein. Zunächst etwas allgemeines zu den Verschlüssen:

Knöpfe sollten möglichst selten und nicht kleiner als mit einem Durchmesser von 20 mm verwendet werden. Es hat sich bewährt, sie mit einem leicht elastischen Faden anzunähen. Waagerechte Knopflöcher halten den Knopf besser.

Bei *Reißverschlüssen* sollten die Zähne groß und der Verschluß nicht geteilt sein. Das Ziehen am Reißverschluß kann durch Anhänger oder durch eine Schnur am Schiffchen erleichtert werden.

Druckknöpfe gibt es in allen Größen. Probieren Sie vor dem Kauf, ob Sie mit ihnen umgehen können.

Haken und Ösen mit runden Ösenöffnungen sind weniger geeignet. Besser sind rechteckige, wie sie am Bund von Männerhosen Verwendung finden. Sie sind durch ihre Breite einfacher zu handhaben. Eine weitere Möglichkeit bieten Verschlüsse aus zwei Ösen, die durch Verdrehen ineinander geschoben und verschlossen werden.

Steckverschlüsse aus Kunststoff, wie sie bei modernen Rucksäcken benutzt werden, können ebenfalls verwendet werden.

Schließlich gibt es auch noch das *Klettband,* welches unter dem Namen »Velcro« als Meterware im Handel ist. Bei ihm werden die Teile einfach aufeinander gedrückt. Es hält gut beim Längszug, jedoch weniger beim Zug im rechten Winkel dazu. Beim Waschen eines Kleidungsstückes muß der Velcroverschluß geschlossen sein. Vorsicht bei der Bügeltemperatur, denn er ist beim Erhitzen sehr empfindlich. An Ihren Schuhen vereinfacht gerade dieser Klettverschluß die Handhabung.

Und nun die speziellen Hinweise. Fangen wir beim **Mann** an:

Die ersten Schwierigkeiten können beim Schnitt der *Unterhose* auftreten. Der Eingriff sollte von beiden Seiten oder von der nicht betroffenen Seite möglich sein, um die Vorbereitung des Wasserlassens zu erleichtern. Der Bund an den Beinen langer Unterhosen darf nicht zu straff sitzen, um das Anziehen zu erleichtern. Tragen Sie eher weite Unterhosen und Unterhemden und achten Sie darauf, daß sie warmhalten. Sie frösteln leicht auf der erkrankten Seite. Innen aufgerauhte Baumwollgewebe oder Mischgewebe, wie sie von Bergsteigern benutzt werden, sind geeignet. Es erspart den Gebrauch von schweren und schlecht zu handhabenden Oberbekleidungsstücken.

Die *Hemden* sollten weit geschnitten sein. Können Sie sie nicht selbst zuknöpfen, lassen Sie sich Klettbänder annähen. Üben Sie an einem anderen Hemd das Knöpfen, dann wird Ihnen eines Tages auch das wieder gelingen.

Achten Sie auch bei den *Hosen* auf einen weiten Schnitt und einen passenden Hosenbund. Als Verschluß können genügend große Druckknöpfe verwendet werden. Ein gut gängiger Reißverschluß am Schlitz sollte weit in den Schritt hineinreichen, um das Wasserlassen zu erleichtern. Falls Sie damit nicht zurechtkommen, kann auch hier ein Klettverschluß eingenäht werden. Benutzen Sie Hosen und *Jacketts* aus leichtem Stoff. Der Futterstoff muß glatt und gleitend sein. Einreiherjacken sind praktischer als Zweireiher. Knöpfe und Knopflöcher sind bei den Jacken meist groß genug. Schräge Jackentaschen sind günstiger als gerade. Die Jackentasche der betroffenen Körperseite sollte ein tieferes und wärmeres Futter haben, damit sie die betroffene Hand auch einmal in die Tasche versenken können. Doch nicht zu lange! Sie soll sich ja nützlich machen und üben.

Für den *Mantel* gilt, daß er zwar leicht, aber im Winter auch warm sein soll. Thermo-Mäntel haben eine Füllung aus Kunststoffflocken und entsprechen dieser Forderung. Auf einen geeigneten Verschluß ist auch hier zu achten.

Zu Hause werden Sie sicher anstelle der Jacke ein bequemeres Kleidungsstück tragen wollen. Eine glatte und gefütterte *Strickweste* ist besser als ein Pullover. Wenn Sie einen *Pullover* tragen wollen, wählen Sie einen mit einem weiten oder beim Rollkragenpulli mit einem gut dehnbaren Halsausschnitt.

Sie wollen sicher einmal festlich gekleidet sein, sei es, daß Sie Besuch bekommen oder eingeladen sind. Beides erhält den Kontakt zum Freundeskreis aufrecht. Sie möchten deshalb vielleicht eine *Krawatte* anlegen. Aber wie? Lassen Sie sich einige Ihrer Krawatten mit einem festen Knoten binden. Etwa 10 cm beidseits des Knoten wird nun die Krawatte hinten durchgeschnitten und anstelle des abgeschnittenen Teiles ein elastisches Band eingenäht. So sieht das gute Stück unter dem Hemdkragen wie selbstgebunden aus.

Für die Nacht ist am ehesten ein *Nachthemd* zu empfehlen. Ziehen Sie einen *Schlafanzug* vor, ist ein Klettverschluß für die Jacke am geeignetsten. Die Hose muß einen Schlitz haben, der von beiden Seiten oder von der gesunden Seite her zugängig ist.

Bei *Strümpfen* ist ein festes, formhaltendes Gewebe anzuraten, welches im Winter wärmt, zum Beispiel eine flauschige Baumwolle, eine spezielle Kunstfaser oder eine gute waschmaschinenfeste Wolle. Haben Sie anfangs Schwierigkeiten, den Strumpf über das betroffene Bein zu ziehen, können Sie einen Strumpf in Form eines Schlauches kaufen, wie er bei den Langstreckenflügen als Socke angeboten wird. Ihn gibt es auch bis zum Knie reichend.

Die *Schuhe* sollten möglichst über den Knöchel reichen. Auch für sie gibt es Klettverschlüsse, die sie bei Krämpfen im Fuß schnell lösen können. Ungünstig sind Joggingschuhe, wenn deren Sohlen auf glatten Böden und Straßenbelagen zu stark haften. Breite, und vor allem nicht abgetretene Absätze geben Sicherheit.

Wenn es Ihnen leichter fällt, die Unterwäsche im Bett anzuziehen, sollten Sie sie am besten greifbar auf einem Stuhl neben dem Bett liegen haben. *Beim Anziehen* wird das betroffene Bein soweit an den Körper herangezogen, daß der Fuß in Reichweite der gesunden Hand kommt. Dann zieht die gesunde Hand das Hosenbein über den betroffenen Fuß. Der gesunde Fuß folgt, und die Hose wird dann soweit wie möglich nach oben gezogen. Mit dem gesunden Bein und den Schultern wird das Becken hochgehoben und der Hosenbund über die Hüfte gebracht. Nun können Sie sich, wie gelernt, auf die Bettkante setzen.

Sie können sich aber auch gleich nach dem Ausziehen der Nachtwäsche auf einen Stuhl setzen, Ihr Unterhemd über den betroffenen Arm anziehen und dann das kranke Bein über das gesunde legen. Die gesunde Hand zieht das entsprechende Hosenbein über den betroffenen Fuß und das Bein. Danach wird der gesunde Fuß in das andere Hosenbein geführt und die Hose so hoch wie möglich gezogen. Im Stehen wird dann die Hose fertig angezogen.

Nun setzen Sie sich wieder, um Socken oder Strümpfe anzuziehen. Diese müssen dazu vorbereitet werden. Sie stülpen den oberen Anteil der Strümpfe oder Socken bis zum Fersenteil einfach oder mehrmals um, so daß eine Art Hüttenschuh entsteht. Zuerst helfen Sie dem betroffenen Fuß hinein und ziehen mit der gesunden Hand den Rest des Strumpfes nach oben. Heben Sie dazu das betroffene Bein über das gesunde und ziehen zuerst die Socke über das betroffene Bein. Versuchen Sie dabei, die geschädigte Hand mit einzusetzen. Wenn Sie einen Fußschemel benutzen, müssen ihn die Zehen des betroffenen Fußes überragen. Hemd und Hose ziehen Sie nach den Grundsätzen an, wie sie bei Unterhemd und Unterhose beschrieben wurden. Zum Schuheanziehen nehmen Sie einen breiten Schuhlöffel mit langem Stiel. Wollen Sie Schuhe mit Ösen weitertragen, gibt es Verfahren, wie man sie einhändig zubinden kann. Man benutzt zum Beispiel ein Kunststoffteil, das im Handel als »No-Bow« erhältlich ist. Der englische Name sagt, daß er das Zubinden überflüssig macht. Dieser Kunststoffverschluß besteht aus einem Block mit zwei Öffnungen und zwei federnd gelagerten Enden, die beim Zusammendrücken die Öffnungen freigeben. Beim Loslassen verschließen sie diese. Auf diese Weise können die Schnürsenkel in jeder Stellung fixiert werden.

Weichen Sie von den beschriebenen Vorschlägen ab, wenn Sie selbst einen besseren Weg finden! Einzelheiten können nie allgemeingültig angegeben werden.

Machen Sie Pausen! Nehmen Sie sich Zeit! Das Selbstanziehen darf Sie nicht so sehr erschöpfen, daß Sie andere Tätigkeiten nicht mehr durchführen können. Lassen Sie sich anfangs lieber *etwas* helfen, um für andere Aufgaben, wie die Zubereitung von Essen oder für einen Gang vor die Haustür, noch genug Kraft zu haben. Üben Sie Geduld und geben Sie sich nicht auf: Versuchen Sie immer wieder, den kranken Arm und die kranke Hand mit einzubeziehen. In Ruhestellung sollen sie immer im Blickfeld liegen.

Eine **Frau** hat es durch die größere Anzahl von Kleidungsstükken einerseits schwerer, anderseits ist sie sicher erfahrener, um richtige, für sich passende Änderungen vorzunehmen.

Für *Schlüpfer* und *Unterhemd* gilt sinngemäß das gleiche wie beim Mann. Die handelsüblichen Träger der Unterhemden halten allerdings der Belastung beim Anziehen nicht lange stand. Sie sollten durch festere und breitere ersetzt werden. *Büstenhalter* mit einem dehnbaren Verschluß vorn sind wesentlich leichter zu bedienen. Als Verschluß für den BH können große Druckknöpfe, große und flache Haken und Ösen oder die modernen Velcro-Verschlüsse aus Kunststoff verwendet werden. Schließlich gibt es kurze Unterhemden mit einem eingeformten BH (Bustier) und elastische BH's ohne Verschluß, die über den Kopf gezogen werden. Es ist sicher nicht einfach, einer Frau, die an ein Mieder gewöhnt ist, dieses auszureden. Doch versuchen Sie, ohne ein solches auszukommen.

Einzelne *Strümpfe,* deren oberes Ende elastisch ist, sind einfacher zu handhaben als Strumpfhosen. Sie sollten 30 Denier nicht unterschreiten. Die Strümpfe werden bis zur Ferse gerollt. Der Strumpf wird zuerst über den gelähmten Fuß gezogen. Mit übereinander geschlagenen Beinen, wobei das behinderte über dem gesunden liegt, geht es am besten. Dann ziehen Sie den anderen über den gesunden Fuß. Bevorzugen Sie Strumpfhosen, werden sie ebenfalls bis zur Ferse aufgerollt und dann wie oben beschrieben bis zu den Knien hochgezogen. Stehen Sie nun auf und ziehen Sie die Strumpfhose fertig an. Stretchmaterialien sind am geeignetsten.

Bei der Oberbekleidung scheiden sich die Geister. Die eine Frau trägt lieber Rock und Bluse oder Pullover, die andere bevorzugt ein einteiliges Kleid. In beiden Fällen sind einige Dinge zu beachten. Das Anziehen wird erleichtert, wenn die Verschlüsse von *Pullover* und *Bluse* vorn sind: Der V-förmige Ausschnitt eines Pullovers ist immer einem Rollkragen vorzuziehen. Zuerst wird der Ärmel über den behinderten Arm bis zur Schulter gezogen, dann die Halsöffnung des Pullis gespannt und über den Kopf gestreift. Sitzen Sie auf einem Stuhl mit breiter Rückenlehne, dürfen Sie sich dabei nicht anlehnen. Dann führen Sie den gesunden Arm in den Ärmel, lehnen sich an und schieben den Arm hindurch. Versuchen Sie mit der betroffenen Hand einen Druck auf den entgegengesetzten Ärmel auszuüben, damit er gestreckt wird. Diese Methode können Sie mit Variationen für Bluse, Pullover, Strickjacke und Kleider anwenden. Letztere sind als Hemdblusen-, Schlupf- und Wickelkleider relativ leicht zu handhaben.

Ein langer Kleiderschlitz an der Rückseite mit breitem Untertritt an der gesunden Seite erleichtert die Benutzung der Toilette. Benutzen Sie Materialien, die bequem zu tragen, leicht zu waschen sind und schnell trocknen. Nichts darf zu eng geschnitten sein. Schließlich können Sie auch *Latzhosen* leicht anziehen, da sie am Bund einfach hochgezogen werden.

Haben Sie *Röcke* oder *Kleider mit Seitenverschluß,* sollte sich dieser immer an der betroffenen Seite befinden, da er dann mit der gesunden Hand leichter bedient werden kann. Kann niemand in der Familie die Kleidungsstücke umrüsten, ist eine Änderungsschneiderei immer noch besser als ein vergebliches Bemühen beim Anziehen.

Tragen Sie Hosen, sollten Sie auf einen weiten Schnitt achten. Eine Hose mit elastischem Bund ist leichter zu handhaben, zumal, wenn sie aus leichtem Stoff gefertigt ist.

Anpassungen in der Wohnung

Aktivitäten des tägl. Lebens	bewegliche Hilfen	fest eingebaute Hilfen	bauliche Veränderungen
Ruhen und Schlafen	Betterhöhungen, Lattenroste, Matratzen, Rückenstützen, Lagerungskissen, Hilfen gegen Durchliegen, Bettische	–	–
Sich bewegen			
Sitzen	in der Höhe angepaßte Stühle und Tische, Aufsteckschuhe für Stuhl- und Tischbeine, Spezialkissen	–	–
Gehen	Gehstöcke und Halter, Unterarmgehstützen und flexible Kappen, Vierfußgehstützen, fahrbare Gehgestelle (4 Rollen), Rollatoren, Türschwellenrampen und -brücken, Hocker auf Treppenabsätzen	Wandseitig befestigte Haltegriffe, Türschwellenrampen und -brücken, im Treppenhaus zusätzlicher Handlauf, Treppenlifter	Entfernung der Schwellen
Fahren im Rollstuhl	ggf. Einhandrollstuhl; als Zubehör aufschiebbarer, durchsichtiger Therapietisch, Spezialkissen; Dreiräder zum Einkauf	Türschwellenrampen und -brücken	Entfernung der Schwellen, Korrektur der Türbreite
Körperpflege			
Sich waschen	Waschhilfen (wie z. B. Verlängerungen für Waschlappen)	Waschtisch in Höhe anpassen, Einhebelarmaturen	Montagen durch Fachhandwerk
Duschen	Duschstuhl, Duschhocker, Duschbürsten, rutschfeste Matte	Haltestangen	–
Baden	Einstieghilfen, Badewannenbrett oder -sitz, Rückenlehne, rutschfeste Matte	Haltestangen, Griffe, Boden/Deckenstangen	Bei Montage auf elektrische Leitungen achten

Körperpflege	Nagelbürsten, Nagelfeilen, Nagelscheren für rechte oder linke Hand, elektrische Zahnbürste, Akku-Rasierer	Kippspiegelbeschläge für Kippspiegel	–
Toilette benutzen	Toilettenstuhl, Urinal für Frauen oder Männer, Sitzerhöhungen mit ohne ohne Deckel	Haltegriffe für Sitzen und Stehen, neue WC-Schüssel mit geeigneter Höhe, Toilettenpapierhalter	Montage durch Fachhandwerk
Kleiden	Anpassung vorhandener Kleidungsstücke, ggf. Kauf neuer, Anziehhilfen, Inkontinenzschutz	großer Spiegel	–
Nahrung zubereiten	Verschiedene Küchenhilfen wie Dosenöffner, Küchenscheren, Haltebretter, Saugnäpfe, Kunststoffmatten	Umbau von Küchenmöbeln zur Anpassung, Erhöhung der Arbeitsplatten, Anpassung von Küchenherd und Backofen, der Beleuchtung. Rutschsicherung auf Fußboden, Achtung bei Kabelverbindungen	Bei Änderungen in Bereichen Gas, Wasser, Elektrizität Fachhandwerk zuziehen
Nahrung aufnehmen	siehe Hilfsmittelprogramme für Essen und Trinken	–	–
Tätigkeiten im Haushalt			
Reinigung	Stiele von Besen, Mob usw. wie Gehstock mit Unterarmstütze, Greifzangen	Anpassung der Bedienung von Staubsaugern; bei Waschmaschinen Toplader; pflegeleichte Fußböden	–
Lüftung	–	Schwenk-Kipp-Fenster, Schnurzug oder Rollo-Gardinen, elektrische Rolladenheber	Einbauen durch Fachhandel
Alles zur Sicherheit	Schlüsselgriffverbreiterungen	Türklinken-Verbreiterung und -Verlängerung; Türspion mit Weitwinkellinse; zusätzliche Sicherheitsriegel	Sprechanlage

Anpassungen in der Wohnung (Fortsetzung)

Aktivitäten des tägl. Lebens	bewegliche Hilfen	fest eingebaute Hilfen	bauliche Veränderungen
Beleuchten	Angepaßte Stecker, Langzeitlampen	Steckdosenhöhe anpassen, Steckdosenzahl erhöhen, Kipp- oder Berührungsschalter einbauen	Einbau durch Fachhandwerk
Kommunikation			
Lesen	Zum Umblättern Gummifingerhut oder Radiergummi, Lesepult für Tisch oder Bett	–	–
Schreiben	Gummischlauch über Schreibgerät, Schreibgerät mit weicher Spitze, elektrische Schreibmaschine mit großen Tasten	–	–
Telefonieren	Telefon mit großen Drucktasten, mit Speicher, mit Wahlwiederholung, mit Notrufsystem (Babyruf), schnurloses Telefon	Wandtelefon in angepaßter Höhe, Dosenzahl erhöhen (in angepaßter Höhe anbringen)	Montage durch Telekom
Freizeitbeschäftigung	Spezielle Spiele, wie Reversi als Brettspiel; vergrößertes Zahlenschiebespiel, Memory, Domino. Kartenhalter; auch Fernsehspiele, Fernseher bis 55 cm Durchmesser aus Abstandsgründen in Augenhöhe	–	–

Betreuung durch eine Sozialstation

Die Betreuung in der Wohnung kann an Grenzen stoßen. Lebt der Betroffene allein, wird ihn schon eine zusätzlich auftretende leichte Erkrankung in große Schwierigkeiten bringen. Um eine Krankenhauseinweisung zu vermeiden, kann der Arzt bei der gesetzlichen Krankenkasse häusliche Krankenpflege oder für eine begrenzte Zeit eine Haushaltshilfe beantragen. Gleiches gilt, wenn das im Hause lebende Familienmitglied den Betroffenen nicht im erforderlichen Umgang pflegen und versorgen kann. Ein solcher Antrag kann vom Hausarzt auch bei vorübergehender Verschlechterung des Zustandes gestellt werden. Die Krankenkasse entscheidet dann über die Bewilligung und unterrichtet zum Beispiel eine Sozialstation über den Pflegebeginn.

Was verbirgt sich hinter dem Begriff *Sozialstation?* Die Sozialstation hat die Verpflichtung, eine ganzheitliche, auf den Betroffenen und seine individuellen Bedürfnisse hin ausgerichtete pflegerische Versorgung zu gewährleisten. Zu ihren Aufgaben gehören unter anderem:

- Die Herrichtung eines Zimmers im häuslichen Bereich als Krankenzimmer (evtl. mit Krankenbett, Nachtstuhl, Bettschüssel usw.).
- Die Durchführung von Maßnahmen der Hygiene einschließlich der Entsorgung von benutzten Einmalartikeln (z.B. Spritze, Kanüle).
- Das Besorgen und Darreichen von Medikamenten.

Bei der pflegerischen Betreuung werden Grundpflege und Behandlungspflege unterschieden.

Zur *Grundpflege* gehören:

- die Hilfe bei der Bewegung des Kranken in der Wohnung,
- der Wäschewechsel,
- das Betten,
- die körperliche Reinigung (auch Zahnprothesenpflege),
- die Lagerung als vorsorgliche Maßnahme zur Vorbeugung von Folgeerkrankungen (Wundliegen, Verstopfung, Blasenentzündungen usw.),

- die Kontrolle der Nahrungsaufnahme und der Flüssigkeitszufuhr.

Zur *Behandlungspflege* gehören:

- Injektionen,
- Sondenernährung,
- Darmeinläufe,
- Blasenkatheterisierung,
- Versorgung mit Verbänden,
- einfache Anwendungen von trockener oder feuchter Wärme oder Kälte,
- medizinische Bäder (Vollbad, Sitz-, Arm-, oder Fußbad).

Die Besonderheit der häuslichen Krankenpflege ist, daß die Pflege zusammen mit dem Hausarzt und dem Betroffenen geplant wird, aktivierend ist und damit den Vorstellungen einer korrekten Rehabilitation entspricht. Sie werden nicht überversorgt, sondern angespornt, soviel wie möglich selbst zu machen. Die Pflegekräfte helfen »mit verschränkten Händen auf dem Rücken«, solange es geht.

Es sind nicht nur Pflegekräfte in den Sozialstationen, sondern auch Sozialarbeiter, die die Arbeit ihrer Kollegen im Krankenhaus und in der Rehabilitationsklinik fortführen. Dazu gehören Beratungen zur Finanzierung von Leistungen durch die verschiedenen Kostenträger und die Hilfe bei der Antragstellung. In Gesprächen mit dem Betroffenen versuchen sie frühzeitig, neu auftretenden Ängsten oder Familienproblemen entgegenzuwirken. Sie können auch Kurse zu Fragen der Gesundheitserziehung und zum Umgang mit Krankheiten anbieten.

Die Sozialstationen sind keine Dienstleistungsunternehmen, sie sind nicht auf kommerziellen Erfolg ausgerichtet, sondern sie sind »Hilfe zur Selbsthilfe«.

Der Rollstuhl

Es gibt Gründe, weswegen das Thema Rollstuhl erst jetzt angesprochen wird. Die Gefahr ist groß, daß die routinemäßige Versorgung des Betroffenen mit einem Rollstuhl nicht zu einer Verbesserung der Bewegungsfunktion führt, sondern eher zur Bequemlichkeit. Der Patient verliert seine Eigeninitiative und stellt die Übungen der kranken Seite ein.

Der Rollstuhl sollte, wenn überhaupt nötig, eine *Übergangslösung* darstellen. Nur wenn der Arzt mit genügender Sicherheit absehen kann, daß der Betroffene seine Selbständigkeit im Gehen nicht wieder erreichen wird, kommt der Rollstuhl als Dauerlösung in Frage. Dieses kann auch der Fall sein, wenn zwar in der Wohnung alles im Gehen mit Hilfe eines Stockes erreichbar ist, jedoch die Wege zum Einkaufen zu weit sind.

Wird für Sie aus einem der angeführten Gründe ein Rollstuhl notwendig, müssen Sie einige Gesichtspunkte beim Leihen oder Kauf beachten. Die Sitzbreite muß zu Ihrem Körper passen. Auf jeder Seite sollte 1 cm frei sein. Bei größeren Abständen zur Seitenwand oder zur Bespannung könnte durch die Fehlhaltung beim Sitzen eine vermehrte Muskelspannung *(Spastik)* entstehen. Die Sitzhöhe muß ebenfalls auf Ihren Körper abgestimmt sein. Achten Sie darauf, daß Hüft-, Knie- und Sprunggelenk im rechten Winkel stehen. Die beiden Füße sollten wie beim Sitzen mit der ganzen Fußsohle den Boden berühren. Spezialkissen können die Sitzposition und gegebenenfalls die Entstehung von Druckstellen am Körper verhindern.

Die Armlehnenhöhe muß verstellbar sein, um zum Beispiel einen Schulterhochstand zu vermeiden. Die serienmäßige Armlehne ist wegen ihrer Kürze für den betroffenen Arm nicht geeignet. Sie sollte länger und breiter sein, damit Sie den Arm so auflegen können, wie Sie es in der Krankengymnastik oder der Ergotherapie gelernt haben. Wenn Sie merken, daß der betroffene Arm von der Lehne heruntergerutscht ist, legen Sie ihn wieder hoch. Nur bei Patienten, die komplett auf den Rollstuhl angewiesen sind, wird ein durchsichtiger Rollstuhltisch Vorteile haben.

Die Krankenwohnung

Etwas ähnliches wie eine Krankenwohnung hat es schon vor hundert Jahren in Form der Gemeindepflegehäuser gegeben und gibt es heute in Großbritannien, Norwegen und Schweden. In der Bundesrepublik wird das System der Krankenwohnungen erst aufgebaut. Verschiedene Gründe können die Nutzung einer Krankenwohnung sinnvoll machen. Dazu gehören z. B.:

- Zusätzliche, aber vorübergehende Krankheiten machen für den Betroffenen eine Versorgung rund um die Uhr nötig. Da es sich überwiegend um Pflege handelt, würde eine Aufnahme im Krankenhaus auf Schwierigkeiten stoßen.
- Der in der Wohnung pflegende Partner muß ins Krankenhaus oder fällt aus anderen Gründen aus.

In diesen Fällen wäre es nicht gerechtfertigt, den Patienten in einem Pflegeheim unterzubringen.

Die Vorteile einer solchen Einrichtung sind:

- Tag- und Nachtbetreuung durch geschultes Krankenpflegepersonal,
- Fortführung der Rehabilitation durch das gleiche Team, da die Krankenwohnung in der Nähe liegen soll,
- Wiedererlangen der Fähigkeiten zur Bewältigung des Alltags,
- Rückkehr in die eigene Wohnung, wenn die Gründe für die Aufnahme in die Krankenwohnung entfallen sind.

Wie sieht eine Krankenwohnung aus? Sie ist rollstuhlfreundlich. Die Zugänge zu den Räumen haben keine Schwellen. Das Bett ist in den Schlafzimmern von beiden Seiten erreichbar. Sie hat Einbettzimmer oder es werden Dreibett- oder Zweibettzimmer so gestaltet, daß die Bettbereiche gegeneinander abgeschirmt sind. Es gibt jedoch einen gemeinsamen Bereich zum Wohnen und Essen, um die sozialen Beziehungen aufrecht zu erhalten. Die Toiletten sind behindertengerecht, und für jeden sollte ein Waschbecken vorhanden sein. Zur Zubereitung von kleinen Mahlzeiten gibt es eine Küche. Ein Balkon ist oft vorhanden.

Die Tagesklinik

In manchen Städten gibt es schon Tageskliniken. Die Idee kommt aus Großbritannien. Sie sind eine halbstationäre Einrichtung. Dies hat den Vorteil, daß das ganze Team im Hause ist und dadurch alle therapeutischen Anwendungen optimal durchgeführt werden können. Ein weiterer Vorteil ist, daß der vom Schlaganfall Betroffene die Nacht zu Hause verbringen kann. So werden die Möglichkeiten der ambulanten Rehabilitation ergänzt.

Wenn in Ihrem Wohnort eine derartige Tagesklinik ist, sollten Sie mit Ihrem Arzt deren Einbeziehung in den Behandlungsplan besprechen. Voraussetzung ist, daß Sie transportfähig sind und schon eine gewisse Selbständigkeit in den Aktivitäten des täglichen Lebens haben. Es muß auch eine geeignete Transportmöglichkeit mit speziellen Fahrzeugen geben. Doch haben Sie keine Scheu vor dem Transport. Die geschulten Fahrer der Busse üben mit Ihnen das Ein- und Aussteigen. Solch ein Transportsystem gibt es allerdings in der Regel nur innerörtlich und meist nur in den größeren Städten.

Eine Behandlung in der Tagesklinik dauert im allgemeinen etwa zwanzig Behandlungstage, die sich im Rhythmus über 10 Wochen hinziehen können. Je nach notwendiger Intensität kann auch 5× die Woche eine Behandlung verordnet werden. Der Aufenthalt in der Tagesklinik erstreckt sich von 9 bis 16 Uhr. In dieser Zeit liegen Gespräche mit dem Arzt und dem Psychologen und die verordnete Behandlung wie Krankengymnastik, Ergotherapie, physikalische und, wenn nötig, logopädische Therapie. Darüberhinaus gibt es zu bestimmten Zeiten Sprechstunden mit Diätassistentinnen und Sozialarbeitern.

Durch die Tagesklinik soll eine größtmögliche Unabhängigkeit, aufbauend auf der stationären Rehabilitation, erreicht werden. Dies geht aber nur durch ständige Kontakte mit den Hausärzten, Sozialstationen, Gemeindeschwestern und Angehörigen.

Das Pflegeheim (Stationäre Pflege)

Der Weg ins Pflegeheim ist meist noch eine Einbahnstraße. Dies ist eine Feststellung, die ich immer vertreten habe. Sie beruht auf der Tatsache, daß die Pflege in der Mehrzahl der Pflegeheime noch überwiegend passiv ist. Es geht ja schneller und mühelos, einen Schlaganfallpatienten, auch wenn er sitzen kann, im Bett von Kopf bis Fuß zu waschen und damit korrekt Hygieneforderungen zu erfüllen. Ihn an ein Waschbecken zu setzen, ihm das Waschen wieder beizubringen und ihn dadurch wieder selbständiger werden zu lassen, nimmt zugegeben mehr Zeit in Anspruch. Es spart aber, wenn es gelernt ist, längerfristig für die Pflegenden Arbeitszeit ein, die für andere Arbeiten besser genutzt werden kann. Die passive Pflege bedeutet Zunahme der Unselbständigkeit des Patienten. Damit wird das Pflegeheim Endstation. Die neue *aktivierende Pflege* stellt einen Teil der Rehabilitation dar. Doch diese aktivierende Pflege reicht allein nicht aus, um aus der Einbahnstraße den Weg zurück zu finden.

Ständige Rehabilitationsaktivitäten durch Krankengymnastik und Ergotherapie unter Berücksichtigung der Erfahrungen von Bobath und Gesprächstherapien mit Psychologen oder Sozialarbeitern sind notwendig, um einen Rückweg aus dem Pflegeheim zu ermöglichen. Wenn dies wegen der Schwere der Behinderung nicht möglich ist, kann auf diese Weise ein zunehmender Verlust der Selbständigkeit zumindest aufgehalten werden.

Zwischen den Zeilen können Sie lesen, daß es auch Betroffene geben wird, bei denen durch keine Maßnahmen die Schwerstpflegebedürftigkeit vermieden werden kann. Wie kann es dazu kommen? Es kann am körperlich-seelischen Zustand des Betroffenen liegen, z. B. absolutes Fehlen der Kontrolle von Stuhl und Harnabgang, hochgradiges Verwirrtsein, schwerste traurige Verstimmung *(Depression)* und fehlende Lernfähigkeit auch nach Training. Schließlich kann auch die Kombination mit anderen chronischen Krankheiten zur Einweisung ins Pflegeheim führen. Andere Gründe liegen in der sozialen Umgebung des Betroffenen. Es fehlen z. B. Pflegemöglichkeiten in der Wohnung, so daß die Art des Wohnens die Pflege unmöglich macht.

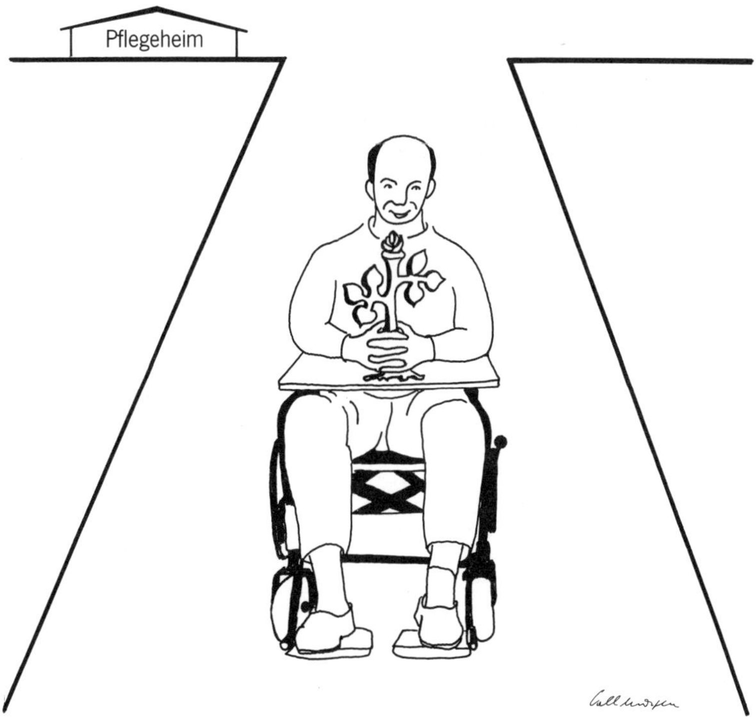

Bei intensiver Rehabilitation gibt es auch eine Rückkehr aus dem Pflegeheim.

Schließlich gibt es auch Angehörige, die die Pflege ablehnen und Betroffene, die die Einweisung in das Pflegeheim verweigern. Sie glauben, sie könnten die Kosten nicht tragen. Dies ist falsch. Die Sozialhilfe kommt für die Kosten auf, die die Altersversorgung und das Vermögen des Betroffenen übersteigen.

Die ärztliche Behandlung im Pflegeheim erfolgt in der Regel durch niedergelassene Ärzte. Diese können zwar Medikamente, Heilmittel (Krankengymnastik, Ergotherapie, Logopädie) und Hilfsmittel verordnen, jedoch den anderen an der Rehabilitation Beteiligten keine Weisungen geben. Dies müssen Sie wissen, da nur Sie sowohl mit dem Arzt wie mit dem Pflegeheim vertraglich verbunden sind. So können Sie vom Heim verlangen, wenn der Heimvertrag dies vorsieht, daß die ärztlichen Verordnungen auch im Hause ausgeführt werden. Der Arzt braucht ferner Ihr Einverständnis, um das Heim über Ihren Gesundheitszustand aufzuklären. Das sollten Sie ihm im eigenen Interesse geben, damit seine Verordnungen auch sachgerecht durchgeführt werden können.

Neue Fragen und Probleme tauchen auf

Kann eine Außenseitertherapie helfen?

Wie bei allen chronisch Kranken wird auch der vom Schlaganfall Betroffene manchmal ungeduldig, wenn ihm die Besserung zu langsam vorangeht. Er liest dann besonders aufmerksam im Anzeigenteil der Zeitungen von Wundermitteln oder hört auf Bekannte, die von einem hilfreichen Mittel erzählen. Meist wissen diese es allerdings auch nur vom Hörensagen.

Denken Sie bitte daran, daß das *Schwergewicht* Ihrer Behandlung nicht bei den Medikamenten, sondern bei *speziellen Übungen von Arm und Bein* liegt. Sie stellen die ganzen in der Rehabilitation erzielten Erfolge in Frage, wenn Sie plötzlich die gelernten Übungen unterbrechen oder sogar gänzlich unterlassen. Glauben Sie den Versprechungen in Inseraten nicht, daß zum Beispiel durch Reizstrom oder bestimmte Medikamente eine baldige Heilung zu erwarten sei!

Durchaus hilfreich kann es sein, wenn Ihnen ein in der Homöopathie erfahrener Arzt oder auch Heilpraktiker zu bestimmten Medikamenten dieser Heilmethode rät. Doch auch diese können das ständige Üben nicht ersetzen. Ebenso wirksam kann es sein, wenn er Ihnen in Ruhe zuhört und mit Ihnen ein Gespräch führt. Leider ist das letztere immer noch eine Ausnahme.

Rund um den Urlaub

Sobald Ihr Arzt es für möglich hält, daß Sie die ambulante Rehabilitation unterbrechen können, sollten Sie einen Urlaub oder eine Mischung aus Urlaub und Behandlung planen. Gerade die Planung ist wichtig, um den Urlaub erfolgreich zu gestalten. Das fängt mit dem Verkehrsmittel an:

Vom Führen des eigenen Autos würde ich abraten, auch wenn Sie Arm und Bein wieder ausreichend ohne Spastik bewegen können. Die Streßsituation in Städten oder auf Autobahnen erhöht den Blutdruck und das ist, wie Sie wissen, ein bedeutsamer Risikofaktor.

Wenn Sie gefahren werden, sollten Sie, besonders wenn der Arm noch etwas spastisch ist, ein Tischchen vor sich haben. Auf dieses legen Sie den Arm, wie Sie es in der Rehabilitationsklinik gelernt haben, damit er in Ihrem Blickfeld liegt. Anstelle des Tischchens können Sie auch ein großes Kissen verwenden. Es gibt aufblasbare Kissen, die beim Transport wenig Platz beanspruchen.

Mit der Bahn geht es entspannter. Günstig sind die Inter-Regio-Züge mit einem Bistro-Wagen. In diesem Wagen finden Sie einige Abteile mit größeren Tischen, auf die Sie den Arm legen können. Sonst müssen Sie eine Platzkarte bestellen und sehen, daß der Klapptisch am Fenster oder am Gang auf der betroffenen Seite ist. Auch hier ist das erwähnte Kissen von Vorteil.

Beim Fliegen sorgt der Druckausgleich in der Kabine innerhalb Europas bei Flughöhen von maximal 6000–8000 m dafür, daß nur ganz geringe Veränderungen des Kabineninnendrucks auftreten. Bei Überseeflügen herrscht in der Kabine ein Druck wie in 2000–2500 m Höhe mit für Sie kritischen Änderungen beim Start und bei der Landung.

Wenn Ihnen das Fliegen auch schon vor der Krankheit unangenehm war, sollten Sie lieber nicht fliegen. Angstgefühle in Kombination mit den Druckveränderungen in der Kabine bei Start und Landung können den Blutdruck steigern und die Gefahr eines verschleppten Blutgerinnsels (Embolie) oder einer Blutung erhöhen. Turbulenzen beim Flug wirken sich zusätzlich negativ aus. Sie sollten deshalb am besten im Schwerpunkt des Flugzeuges sitzen.

Verlangen Sie bei der Stewardeß Kissen zum Auflegen des Armes. Richten Sie sich nach jeder halben Stunde am Sitz etwa 5× auf. Diese Bewegung dient der Förderung des Blutkreislaufes im Körper.

Wenn Sie die Toilette aufsuchen müssen, halten Sie sich beim Gehen mit der gesunden Hand an den Sitzen fest oder bitten Sie eine Stewardeß um Begleitung. In der Toilette setzen Sie sich, wenn Sie noch nicht sicher stehen können oder Ihnen noch häufig schwindelig wird, auch zum Wasserlassen wie zum Stuhlgang hin. Sind Sie noch stärker in der Bewegung eingeschränkt, ist es besser, wenn eine Begleitperson mitfliegt.

Für die Auswahl des Urlaubsortes eignen sich Höhenlagen zwischen dem Flachland und ca. 600 m. Vielleicht finden Sie einen Ort, z. B. einen Kurort, in dem sich eine Rehabilitationsklinik für Schlaganfallpatienten befindet. Solche Orte sind beispielhaft in einem Verzeichnis am Ende dieses Buches angegeben. Dort können Sie in einem Hotel oder einer Pension wohnen und an Behandlungen, sei es Krankengymnastik, Ergotherapie oder Logopädie, teilnehmen. So ist das Angenehme mit dem Nützlichen verbunden. Fragen Sie in diesem Fall die Krankenkasse *vorher* nach einer evtl. Kostenübernahme.

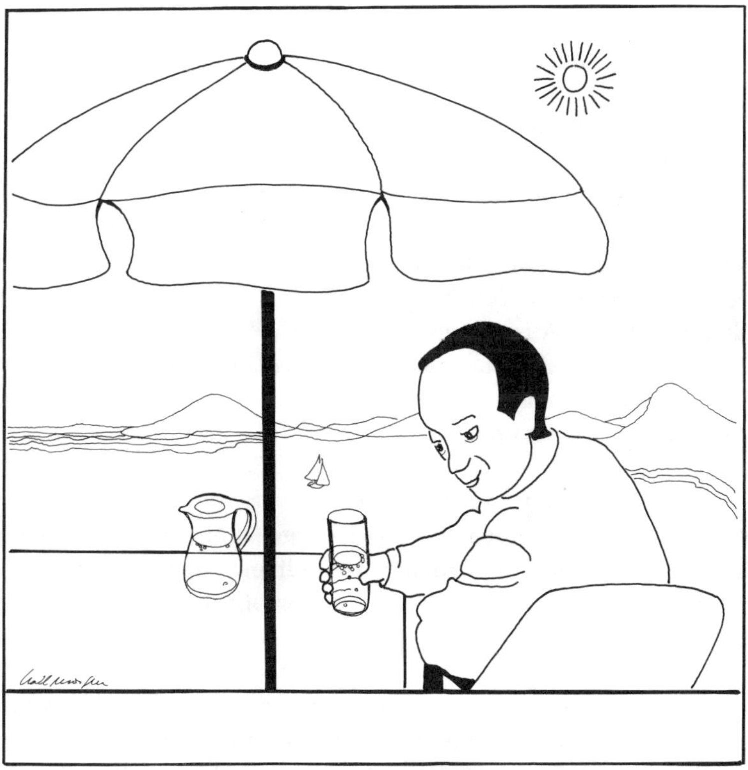

Die Funktion der Hand ist bei ihm deutlich gebessert!

Vermeiden Sie direkte Sonnenbestrahlung und starke Hitze. Es ist besser, Sie halten sich überwiegend im Schatten auf. Trinken Sie, wenn es warm ist, reichlich Flüssigkeit.

Manchmal taucht die Frage auf, ob Sie sich impfen lassen dürfen. Sie brauchen bei den Impfungen gegen Grippe oder Wundstarrkrampf *(Tetanus)* keine Bedenken zu haben. Bei Impfungen gegen Tropenkrankheiten sollten Sie vorsichtig sein. Kann der Arzt Ihnen die Unbedenklichkeit der Impfung nicht zusagen, verzichten Sie lieber auf die Reise in die Tropen.

Im Urlaub sind Aktivität und Entspannung kein Gegensatz, sondern gehören zusammen, damit diese Zeit erfolgreich ist.

Der Gebrauch von Genußmitteln

Beim Rauchen interessiert im Zusammenhang mit dem Schlaganfall das *Nikotin,* es ist ein starkes Gefäßgift und ein Risikofaktor. Wenn mit einer Infrarotkamera Ihre Hände aufgenommen werden und Sie das Bild betrachten, können Sie den Verlauf der Schlagadern bis in die kleinsten Verzweigungen sehen. Machen Sie jetzt einen Lungenzug beim Rauchen, werden Sie beobachten, wie in kürzester Zeit dieser Gefäßbaum mit Ausnahme der großen Gefäße verschwindet. Die Erklärung dafür ist, daß durch das Nikotin die Gefäße so verengt werden, daß der Blutstrom in den Fingern stark vermindert wird. Dies gilt für das gesamte Gefäßnetz im Körper.

Da Sie wissen, daß es sich beim Schlaganfall um eine Störung der Blutversorgung des Gehirns handelt, können Sie sich die Wirkung des Rauchens auf die Hirngefäße selber ausmalen. Geben Sie das Rauchen, einen wichtigen Risikofaktor, am besten ganz auf (siehe S. 29).

Der Alkohol ist, im Übermaß genossen, ein bekanntes *Nervengift.* Darüber hinaus läßt beim Schlaganfallpatienten die Alkoholverträglichkeit nach. Außerdem ist der Alkohol einer der Risikofaktoren.

Sind Sie nicht in der Lage, das Ausmaß des Alkoholkonsums selber zu bestimmen, brauchen Sie Hilfe. Schließen Sie sich einer der Selbsthilfegruppen, wie zum Beispiel den »Anonymen Alkoholikern«, an. Sind Sie stark genug, es bei einem Glas Bier oder einem kleinen Glas Rotwein am Abend zu belassen, dann genießen Sie dies.

Kaffee und Tee mit ihrem Koffeingehalt sind sicher nicht schädlich, wenn Sie das Maß von drei bis vier Tassen pro Tag nicht überschreiten.

Hüten Sie sich vor der Einnahme von Beruhigungs- und Schlafmitteln, wenn sie nicht vom Arzt verordnet wurden.

Kann Sport betrieben werden?

»Kann ich wieder Gymnastik, sportliche Spiele oder Sport treiben?« wird möglicherweise eine Frage sein, die Sie an den Arzt stellen, wenn Ihre Beweglichkeit zugenommen hat. Doch der Kreis derer, die vor dem Schlaganfall Sport getrieben haben, wird klein sein. Die sportliche Betätigung älterer Menschen ist noch selten. Doch diese Frage, wie Sie sie gestellt haben, kann auch vom Arzt kommen und dann lauten: »Möchten Sie sich nicht sportlich etwas betätigen?« In beiden Fällen ist die Antwort etwa gleich: Sie hängt vom Zustand ihrer Beweglichkeit, also vom Ausmaß ihrer Funktionseinschränkung ab. In der Regel werden gymnastische Übungen möglich sein. Sie müssen mit solchen Übungen, wie Sie sie von der Krankengymnastin gelernt haben, ganz behutsam anfangen, und wenn Sie eine erhöhte Muskelspannung (Spastik) spüren, sofort abbrechen. Möglicherweise stehen Sie nicht ganz sicher! Denken Sie an den Ballettsaal, dort halten sich die Tänzerinnen mit einer Hand an der Wandstange fest. Eine solche Stange können Sie sich in der Wohnung oder auf dem Balkon anbringen lassen. Diese gibt Ihnen mehr Sicherheit, und die frische Luft auf dem Balkon ist im Sommer wie im Winter sehr vorteilhaft.

Doch da Sie *Hirndurchblutungsstörungen* hatten, müssen Sie folgendes bedenken:

- machen Sie keine Übungen mit abwärtsgeneigtem Kopf,
- drehen Sie den Kopf nicht plötzlich,
- vermeiden Sie pralle Sonne oder starke Hitze,
- vermeiden Sie Übungen mit starkem Pressen, insbesondere wenn Sie einen Bluthochdruck haben.

Eine andere Möglichkeit der sportlichen Betätigung ist das *Schwimmen.* Am Anfang kann es ruhig ein Paddeln sein, das vom Schwimmen in Rückenlage abgelöst wird. Vermeiden Sie beim Schwimmen in Bauchlage, den Kopf nach hinten zu überstrecken. Er sollte in gerader Fortsetzung des Rumpfes dicht über dem Wasser gehalten werden. Steigern Sie die Dauer des Schwimmens nur ganz behutsam. Die Temperatur des Wassers sollte um 24 °C liegen. Gehen Sie am Anfang nicht allein in das Wasser.

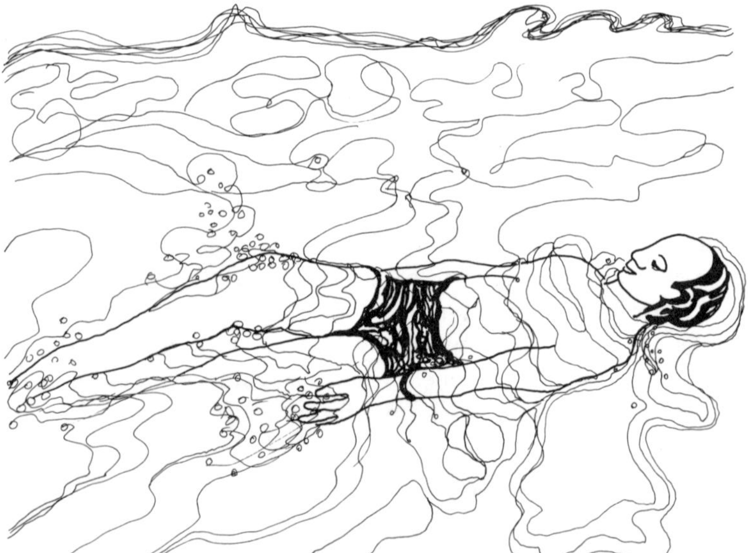

Das Wasser hilft tragen.

Auch *Bewegungsübungen im Wasser* sind nützlich. Sie halten sich an einer Haltestange oder am Randüberlauf mit beiden Händen oder mit einer Hand fest und versuchen, im Stehen die Beweglichkeit in den Gelenken zu üben.

Bei allen sportlichen Betätigungen können Sie den Puls kontrollieren. Der Pulsschlag sollte 160 minus Ihr Alter nicht übersteigen. Ist dies der Fall, hören Sie auf! Sprechen Sie mit Ihrem Arzt, wenn Sie diesen Wert schon ohne größere Belastung überschreiten.

Auch das Gehen kann zu einer sportlichen Aktivität werden, wenn Sie schon Spaziergänge machen können. Sie steigern langsam Ihre Schrittzahl. Auch hier gilt die gleiche Pulsgrenze, doch Sie haben beim Gehen noch eine andere Möglichkeit, die Belastungsgrenze festzustellen: Sie müssen sich beim Gehen immer ohne Atemnot unterhalten können. Für alle Beispiele gilt, daß die Betätigung Vergnügen machen muß.

Ballspiele sind in Einzelfällen möglich, doch nie darf ein Wettkampfgedanke dahinter stehen. Alles muß spielerisch bleiben. Sportarten, wie zum Beispiel das Kegeln, sind aus zwei Gründen nicht das richtige für Sie: zum einen ist die körperliche Belastung beim Abwurf der Kugel sehr hoch, zum anderen ist die Luft durch Rauchen meist schlecht; auch wird dazu oft Alkohol konsumiert. Gerade beim Kegeln steht oft der Wettkampfgedanke im Vordergrund.

Eines ist sicher! Eine spielerisch-sportliche Betätigung erhöht seelisches und körperliches Wohlbefinden, Selbstvertrauen und Selbstwertgefühl. Sie ist dadurch auch eine Möglichkeit zur Vorbeugung.

Liebe und Befriedigung

Auch wenn Sie durch den Schlaganfall behindert sind, haben Sie *trotzdem* Anspruch auf Liebe und auch auf Befriedigung. Die Liebe hat viele Gesichter und darf nicht auf die Sexualität oder einen Teil davon, den Geschlechtsverkehr, eingeschränkt werden. Alle Spielarten der Liebe geben Befriedigung. Warum sollen Sie sich Ihre Wünsche nicht erfüllen? Dies bedeutet aber auch, daß Sie den Wunsch nach Liebe kundgeben und eine Zurückweisung nicht fürchten. Schon einmal habe ich Ihnen geraten, dem Partner Ihre Probleme zu schildern (siehe S. 103). Das gilt auch für die sexuellen Wünsche, die Sie haben, gleich, ob Sie der Betroffene selbst oder der Lebensgefährte sind. Sie sollten jedoch nicht mit der Tür ins Haus fallen. Fangen Sie doch mit der Zärtlichkeit, sei es mit Worten oder durch Berührung, an. Vielleicht war dies schon jahrelang vor dem Schlaganfall in Vergessenheit geraten und Ihr Partner hat sich danach gesehnt, fand aber nicht den Mut zum ersten Schritt.

Machen Sie den neuen Anfang! Auch der befallene Arm kann empfänglich sein, und ein liebes Wort findet durch das Ohr immer Zugang, erleichtert und macht glücklich. Reden Sie offen miteinander, doch nicht aus der Ferne, sondern suchen Sie dabei den körperlichen Kontakt. Rücken Sie zueinander, denn dabei sind Sie offener für die notwendigen Gespräche.

Vor diesem Hintergrund können Sie auch über Ihren Wunsch nach sexueller Befriedigung sprechen. Doch seien Sie ehrlich, vielleicht haben Sie sogar Angst, daß die Erfüllung dieses Wunsches mit Gefahren für Sie verbunden sein könnte. Ähnliche Ängste hat vielleicht auch Ihr Partner. Die Steigerung des Herzschlages, das starke Herzklopfen haben Sie ja noch in Erinnerung, und von der Blutdrucksteigerung haben Sie sicher gehört. Messungen haben jedoch gezeigt, daß die Beschleunigung des Herzschlages nicht höher ist als beim Fahren im Stadtverkehr oder bei einem erregten Gespräch. Auch beim Höhepunkt des Geschlechtsverkehrs *(Orgasmus)* steigt der Blutdruck nicht mehr als beim Treppensteigen.

Wenn Sie die Erregung zwar spüren, Ihr Glied sich aber nicht steif aufrichtet, kann eine Durchblutungsstörung im Becken, verbunden mit einer schlechten Blutversorgung der Sexualorgane, die Ursache sein. Auch Medikamente, die Sie zur Zeit einnehmen, können solche Störungen hervorrufen. Schließlich kann aber auch eine Depression dazu beitragen, daß erst gar kein Begehren auftritt. Dies bedeutet, daß Sie mit dem Arzt sprechen sollten, sei es in der Rehabilitationsklinik oder zu Hause. Abhilfe können der Medikamentenwechsel, Tabletten für eine bessere Durchblutung im Bereich des Beckens und psychotherapeutische Gespräche bringen. Wenn das Glied des betroffenen Mannes nicht mehr steif wird, kann die Verwendung eines Vibrators sinnvoll sein.

Sind Begehren und das steife Glied *(Erektion)* vorhanden, ist das nächste Problem die Stellung, die Sie einnehmen können. Können Sie auf dem Rücken liegen, ohne eine Spastik zu bekommen, wird die Frau die vielleicht ungewohnte Rolle des aktiven Partners übernehmen und Ihre Bewegungen auf Sie abstimmen. Sind Sie als Frau betroffen, wird bei Problemen mit der Spastik eine Seitenlage besser sein, wobei der Mann von hinten in Ihre Scheide eindringt. Sie sollten als Frau nicht das Gefühl in sich aufkommen lassen, daß Sie mit dem Schlaganfall Ihre Weiblichkeit und damit Ihre Anziehungskraft verloren haben. Ihre Anziehungskraft setzt sich aus vielen körperlichen und seelischen Fakten zusammen, von denen Arm und Bcin nur ein kleiner Teil sind.

Zärtlichkeit anzubieten heißt auch, Zärtlichkeit zu empfangen. In diesem Austausch gewinnen Sie neue Kraft und erkennen, daß Ihre Weiblichkeit nicht verlorengegangen ist. So können Sie beginnen, den Weg bis zur Erfüllung Ihrer Wünsche zu gehen.

Mann und Frau sollten wissen oder haben es in Träumen auch schon erlebt, daß das Gehirn, unabhängig von den Geschlechtsorganen, erotische Empfindungen bis zum Orgasmus erzeugen kann. So kann eine Befriedigung auch in verschiedenen Situationen entstehen. Es gibt auch die Möglichkeit der Selbstbefriedigung, um sich von sexuellen Spannungen zu befreien. Noch bis zum Ende des ersten Viertels dieses Jahrhunderts wurde diese Art des sexuellen Umgangs als unmoralisch dargestellt und sogar von manchen Medizinern als gefährlich angese-

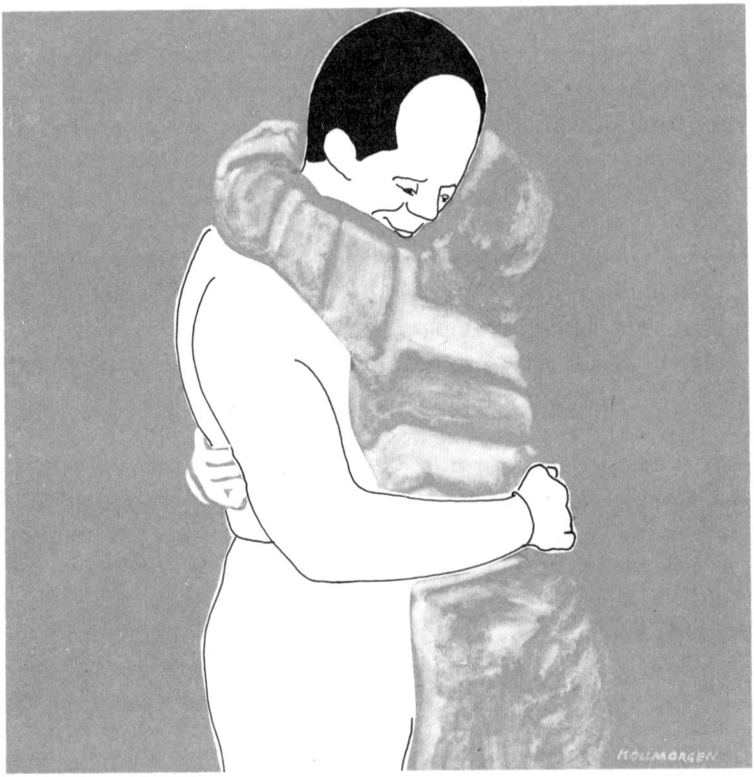

Zärtlichkeit und Nähe

hen. Die moralischen Einstellungen haben sich gewandelt, und amerikanische Untersuchungen haben gezeigt, daß für Herz und Kreislauf, bei der Frau wie beim Mann, die Selbstbefriedigung noch weniger belastend ist als beim üblichen Geschlechtsverkehr.

Doch kehren wir zum Anfang dieses Abschnittes zurück. Von den vielen Gesichtern der Liebe ist die sexuelle Befriedigung nur eines. Vertrauensvolles Sprechen über die Wünsche der Partner wird je nach der Situation der Betroffenen dann zu einer Befriedigung führen, wenn gegenseitige Liebe und Verständnis Begleiter der Gespräche sind.

Der Beitritt zu Selbsthilfegruppen

Das wichtigste ist die Überwindung von »Isolation und Resignation«, so drückte es eine Betroffene aus, die vom Schlaganfall aus dem Berufsleben gerissen wurde. Konsequent gründete sie, mit zwei anderen Betroffenen, in ihrer Stadt eine Selbsthilfegruppe. Glücklicherweise besteht seit Ende 1988 ein Bundesselbsthilfeverband Schlaganfallbetroffener (siehe S. 165), der ebenfalls von einem Betroffenen gegründet wurde.

Sie sollten zu einer *lokalen Selbsthilfegruppe* Kontakt aufnehmen, deren Anschrift Sie vom Bundesverband bekommen können. Dort können Sie, wenn Sie aus der Rehabilitationsklinik entlassen worden sind, manchen Rat bekommen und Hinweise auf die für Sie anwendbaren gesetzlichen Möglichkeiten. In der Selbsthilfegruppe werden Sie zu aktiver Mitarbeit bei der verordneten Behandlung ermutigt. Sie bekommen Anregungen, was Sie tun müssen, um auf die so notwendige Teamarbeit auch in der ambulanten Phase zu drängen. Sie werden aus der Isolation herausgeholt, wenn die Gefahr der Vereinsamung besteht. Dies geschieht durch gemeinsame Treffen und kleine Gesprächsgruppen. Gerade Gespräche sind in der Selbsthilfegruppe unter Gleichbetroffenen eine gute Hilfe, um mit Schwierigkeiten besser fertig zu werden. Das Gefühl, in der Gruppe nicht alleingelassen zu sein, trägt zum Selbstbewußtsein bei. Es kann helfen, eine passive Patientenrolle zu überwinden.

Für die Sprachgestörten gibt es solche Selbsthilfegruppen, einschließlich eines Bundesverbandes für die »Rehabilitation der Aphasiker« (siehe S. 165), schon seit längerem. Gerade bei dieser Krankheitsfolge treten oft erhebliche soziale und familiäre Schwierigkeiten auf. Wie oft wird vergessen, daß die geistigen Fähigkeiten der Sprachgestörten erhalten sind. Von Ihnen beklagen sich viele, daß sie wie Kinder behandelt werden. In der Selbsthilfegruppe bemüht man sich zum Beispiel, die Auslegung und Anwendung des Schwerbehindertengesetzes für den einzelnen zu verbessern oder man achtet darauf, daß bei der Förderung durch den Arbeitgeber auf die individuelle Situation des Betroffenen Rücksicht genommen wird. So findet der zusätzlich Sprachgestörte in Selbsthilfegruppen viel Verständnis und die notwendige Hilfe.

Selbsthilfe und ärztliche Hilfe stehen nicht im Widerspruch zueinander, sondern es gibt eine Zusammenarbeit, zu der die Ärzte auch von ihrer Standesorganisation aufgerufen wurden. Daher sollen in Selbsthilfegruppen alle, gleich ob Arzt oder Betroffener, gleichberechtigt und untereinander möglichst aktive Partner sein.

Wer ist für die Krankheit und die Rehabilitation zuständig?

Diese Frage wird Sie besonders beschäftigen, wenn Sie Sorgen vor den wirtschaftlichen und finanziellen Folgen der Krankheit haben.

Zunächst ist die *gesetzliche Krankenversicherung* Leistungs- und Kostenträger. Das gilt für den Krankenhausaufenthalt, die ambulante Behandlung und für die ambulante Rehabilitation am Wohnort, gegebenenfalls auch an einem Kurort.

Die *Rentenversicherung* ist, solange Sie noch im Berufsleben stehen, für die Einweisung in die Rehabilitationsklinik, also die *stationäre Rehabilitation,* zuständig. Nur wenn Sie ihr nicht angehören, tritt die gesetzliche Krankenversicherung ein. Sollten Sie privat versichert sein, könnte die stationäre Rehabilitation ausgeschlossen sein. Achten Sie daher auf Ihren Vertrag.

Besondere Regelungen sind durch Vertrag zwischen Rentenversicherung und Krankenversicherung für die sogenannte *Anschlußheilbehandlung* (AHB) getroffen. Der Name sagt schon, daß diese stationäre Rehabilitation direkt im Anschluß an den Krankenhausaufenthalt erfolgen soll und somit vom Krankenhaus eingeleitet werden muß. Der Sozialarbeiter des Krankenhauses wendet sich entweder direkt an eine Rehabilitationsklinik oder an die Verwaltung des zuständigen Rententrägers.

Sind Sie Angestellter und damit bei der BfA versichert, gilt das direkte Verfahren. Sind Sie Arbeiter und damit bei der LVA versichert, wird überwiegend ebenfalls das direkte Verfahren durchgeführt. Doch auch in den Landesversicherungen, in denen die Verwaltung vorher eingeschaltet werden muß, ist die Zeit bis zur Einweisung kurz. Auch wenn Sie schon Rentner sind, organisiert die Rentenversicherung die Anschlußheilbehandlung und regelt hinterher die Kosten im Einvernehmen mit der Krankenversicherung.

Stehen Sie noch im Arbeitsleben, haben Sie sicher mit Befriedigung gelesen, daß die Wiedereingliederung am alten Arbeitsplatz immer vorrangig angestrebt werden soll. Wenn dazu medizinisch die Möglichkeit besteht, werden Fachkräfte der Rentenversicherung, unter Beteiligung des zuständigen Arbeitsamtes, Wege aufzeigen. So kann das Arbeitsamt oder der jeweilige Rentenversicherungsträger zu folgendem raten:

- Wiederaufnahme der früheren Tätigkeit mit Arbeitsplatzanpassung,
- Wechsel des Arbeitsplatzes, gegebenenfalls mit Hilfsmitteln,
- beruflichen Umschulung.

Die Kosten trägt je nach Zuständigkeit der Rentenversicherungsträger oder die Bundesanstalt für Arbeit. Alle diese Maßnahmen werden als **Berufliche Rehabilitation** bezeichnet.

Es kann sein, daß Sie zwar glauben, mit der Arbeit wieder beginnen zu können, Ihr Arzt hat jedoch noch Bedenken und meint, Sie könnten nur teilweise Ihre bisherige Tätigkeit verrichten. Dann weisen Sie ihn darauf hin – wenn er es nicht schon von sich auch macht – einen Antrag bei der gesetzlichen Krankenkasse auf *stufenweise Wiederaufnahme der Beschäftigung* zu stellen. Sein Kontakt mit dem Betriebsarzt ist dann wichtig (§ 74 SGB V).

Folgende weitere Leistungen sind im Sozialgesetzbuch geregelt und werden von der Krankenversicherung nach den gesetzlichen Bestimmungen bezahlt:

die häusliche Krankenpflege nach § 37 SGB V,
die Haushaltshilfe nach § 38 SGB V,
bei schwerer Pflegebedürftigkeit gilt § 53 bis 57 SGB V,
für Hilfsmittel gilt der § 33 SGB V.

Da wir eine gegliederte Sozialversicherung haben, sind die Zuständigkeiten auf verschiedene Versicherungsträger verteilt. Durch das eng geflochtene soziale Netz gibt es, wenn weder Krankenversicherung noch Rentenversicherung zuständig sein sollten, die Sozialhilfe. Sie wird nach dem Bundessozialhilfegesetz (BSHG) tätig.

Wen kann man fragen?

Wenn Sie Einzelheiten wissen wollen, wenden Sie sich an die

- Auskunft- und Beratungsstellen der LVA und der BfA,
- gesetzlichen Krankenkassen, die vor Ort Rehabilitationsberater haben,
- Sozialämter der Stadt- und Landkreise,
- Gesundheitsämter mit ihren Beratungsstellen für Behinderte,
- Sozialstationen,
- Verbände der Freien Wohlfahrt.

In den neuen Ländern der Bundesrepublik sollten Sie im Jahr 1991 bei der Bundesversicherungsanstalt für Angestellte in Berlin nachfragen, danach sind dann die gleichen Auskunftstellen wie oben genannt zuständig.

Drei Jahre nach dem Schlaganfall. Eine Zwischenbilanz aus der Sicht einer Betroffenen *

Vor über drei Jahren überraschte mich mitten in der Arbeit ein Schlaganfall. An die ersten Tage im Krankenhaus habe ich nur bruchstückhafte Erinnerungen. Zunehmend empfand ich zunächst meine körperliche Hilflosigkeit. Ich konnte meine linke Seite nicht bewegen, spürte sie nicht, war unaufmerksam und nachlässig, und mein Selbstwertgefühl war gebrochen.

Während des ersten Aufenthaltes in der Rehabilitationsklinik wurde mir auch meine seelische Hilflosigkeit bewußt. Die Therapeuten forderten mich immer wieder auf, mich mit meiner Krankheit auseinanderzusetzen. Das versuchte ich, und allmählich verleugnete ich meinen Zustand nicht mehr. So fing ich an, die Straße »Rehabilitation« zum Zielort »Selbständigkeit« zu benutzen. Ich war mir anfangs nicht klar, wie mühevoll dieser Weg sein würde, wie oft ich meine ganze Willenskraft einsetzen müßte, um der Selbständigkeit näherzukommen. Jetzt sind mehr als drei Jahre vergangen, und ich kann mit einem Stock als Sicherheit etwa eine halbe Stunde gehen. Dann bin ich so angestrengt, daß ich mich erst einmal ausruhen muß. Mit meinem augenblicklichen Zustand bin ich aber nicht zufrieden. Ich werde mich, vielleicht mein restliches Leben lang, weiter bemühen, das mögliche Ziel einer weiteren Verbesserung zu erreichen. Ich will so nahe wie möglich an meinen früheren Zustand herankommen. Da ich vor dem Schlaganfall sportlich und gesund war, kann dieses »so nahe wie möglich« ein »entfernt von der damaligen Form« bedeuten. Dies schreckt mich nicht besonders, denn ich habe Hoffnung, Mut und Ausdauer, auf der beschrittenen Straße voranzukommen.

Welches waren im Rückblick die Stationen, die ich auf meinem bisherigen Weg hinter mir ließ? Durch den Schlaganfall war meine gesamte linke Körperhälfte spastisch gelähmt. Auf dieser Seite spürte ich nichts, keine Berührung, Kälte oder Wärme. Ich konnte auch, ohne hinzusehen, nicht sagen, wo sich Arm, Hand und Bein der linken Seite befanden. Immer wieder vergaß ich die linke Körperhälfte.

---

* Diesen Bericht verdanke ich Frau H. Benning, Münster.

Es vergingen zwölf Wochen in der Rehabilitationsklinik, bis ich gerade sitzen, etwas stehen und mich, gut abgestützt, etwas fortbewegen konnte. Schon in dieser Klinik fing ich an, zu beobachten, wie gesunde Menschen gingen, sich hinsetzen und aufstehen konnten. Diese Beobachtungen und das ständige Anbahnen der richtigen Bewegungen nach dem »Bobath-Konzept« durch die Krankengymnastin halfen mir weiter. Während am Anfang die Verkrampfungen der betroffenen Seite häufig und sehr schmerzhaft waren, wurden sie später weniger, und die Schmerzen ließen auch immer mehr nach.

Ich mußte mich sehr umstellen. Die normale Gymnastik war bei mir immer mit Aktivität, Anspannung und großräumigen Bewegungen verbunden. Nun habe ich gelernt, daß nach »Bobath« die Bewegungen ganz klein und entspannt durchzuführen sind und ich sie mir stets bewußt machen und ständig wiederholen muß.

Mein erstes großes Erfolgserlebnis war, als ich auf den Rollstuhl verzichten konnte. Zu Hause verlängerte sich langsam meine Gehstrecke. Mein Weg führte um drei Nachbarhäuser herum. Anfangs brauchte ich dazu fast 30 Minuten; die Zeit verkürzte sich von Jahr zu Jahr auf jetzt 15 Minuten. Zur Zeit benutze ich dabei aus Sicherheitsgründen noch einen Handstock.

Auch wenn mir die Erfolge in der Erinnerung am Anfang größer vorkamen als in den letzten zwei Jahren, habe ich doch insgesamt erhebliche Fortschritte gemacht. Ich kann jetzt schon sagen, ob im linken Bein das Knie angewinkelt ist, und eine Berührung des Beines fühle ich auch wieder, wenn auch in etwas anderer Art. Bei Arm und Hand habe ich noch sehr große Schwierigkeiten, deren Lage zu bestimmen, ohne zu fühlen oder hinzusehen. Besonders, wenn Fortschritte anerkannt werden, bin ich noch stärker motiviert, weiterzumachen.

Ich war sehr glücklich, als ich dieses Jahr an Ostern mit meinem Mann Einkäufe machen und am Ostermorgen den Tisch mit selbstgefärbten Eiern schmücken konnte.

Im täglichen Leben habe ich, bedingt durch meine Behinderung, einige Veränderungen vorgenommen. Ich trage überwiegend lange Hosen statt Kleider und Röcke, da die etwas klobigen Therapieschuhe und meine Turnschuhe besser dazu passen. Pumps kann ich wegen der beim Tragen auftretenden Spastik und wegen des fehlenden Gleichgewichtes noch nicht wieder anziehen.

Beim Essen benutze ich Hilfsmittel, wie sie auch im Buch beschrieben sind. Besondere Freude macht mir ein Holzbrett, das mir mein Sohn zum Geburtstag geschenkt hat. Es ist mit verschieden geformten Stiften bestückt, damit mir beim Streichen die Brotscheibe oder ein halbes Brötchen nicht wegrutschen. Es ist auch geeignet, Gemüse festzustecken und zu schneiden sowie meinen Eierbecher festzuhalten. Immer liegt ein Stück Küchenpapier neben dem Teller, mit dem ich mir den linken Mundwinkel abwische, da ich Essensreste an dieser Gesichtshälfte nicht spüre.

Ich bin sehr glücklich, daß ich die meisten Einkäufe seit einiger Zeit mit dem Fahrrad erledigen kann. Es ist ein Dreirad, da mein Gleichgewichtsgefühl noch gestört ist. Auf das linke Pedal ist eine Metallplatte montiert. Der Fuß mit dem Schuh wird durch zwei Lederschlaufen festgehalten. Ich trete mit beiden Beinen, wenn auch mit dem linken schwächer. Im großen Korb hinter dem Sattel transportiere ich die Einkäufe. Am Anfang war das Auf- und Absteigen mit großen Schwierigkeiten verbunden. Eine Freundin half mir dabei fast fünf Monate lang. Zwei Jahre nach dem Schlaganfall konnte ich es das erste Mal allein. Seit dieser Zeit bin ich nach dem Tachometer schon über 1000 Kilometer gefahren. Ich habe aber immer noch nicht die Hoffnung aufgegeben, mein altes Fahrrad wieder benutzen zu können.

Erst als ich nach dem Krankenhaus und der ersten Rehabilitation wieder zu Hause war, wurde mir klar, wie stark mein Selbstbewußtsein gelitten hatte und wie alle meine Gedanken und mein Handeln um mein körperliches Wohlbefinden kreisten. Die Fürsorge um andere und die Übernahme allgemeiner Aufgaben waren ja in diesem Stadium meiner Krankheit nicht gefordert. In der Familie war meine Zeit durch die Fortsetzung der gelernten Übungen und das Bemühen um die eigene Versorgung ausgefüllt. Ich mußte mich sehr überwinden, die Tageszeitung oder meine Post zu lesen. Als Entschuldigung mußte immer die Zeit herhalten. Während meiner Abwesenheit hatte mein

Mann schon vielen meiner Mandanten – ich bin Steuerberaterin – Bescheid gegeben, daß ich wegen der Erkrankung meine berufliche Tätigkeit unter Umständen aufgeben müsse. Nun lag es an mir, zu entscheiden, in welchem Rahmen ich weiter beruflich tätig sein wollte. Diese Entscheidung ist mir sehr schwer gefallen, und ich habe sie lange vor mir hergeschoben. Schließlich habe ich die Arbeit mit einfachen Fällen wieder aufgenommen. Nach einer Stunde am Schreibtisch tanzten mir die Buchstaben und Zahlen vor den Augen, und es fehlte mir zunehmend die Konzentration. Jetzt kann ich schon zwei Stunden am Schreibtisch sitzen, und meine wieder aufgenommene Tätigkeit macht mir Freude. Da sich auch Erfolge wieder einstellten, bin ich besonders motiviert.

In den ersten zwei Monaten fühlte ich mich völlig hilflos und war verzweifelt. Ich weinte viel. Manchmal glaubte ich sogar, daß ich geisteskrank wäre. Dies muß auch dem Chefarzt der Rehabilitationsklinik aufgefallen sein, der mir eines Tages spontan klarmachte, daß mein Zustand mit Geisteskrankheit nichts zu tun habe. Dies gab mir Ruhe und Mut und bedeutete den Beginn eines neuen Selbstwertgefühls. Es war allerdings noch schwach ausgebildet.

Die Teilnahme an Testen und Übungen für Konzentration, Reaktionsfähigkeit und Gedächtnis führten zu guten Ergebnissen und gaben mir mehr Sicherheit. Die täglichen Gespräche mit dem Arzt und den anderen Therapeuten erzeugten in mir schließlich das Gefühl, ich hätte es psychisch geschafft und würde zu Hause gut zurechtkommen.

Die Anforderung des täglichen Lebens und die Erwartungen meiner Familie, besonders die des Mannes und des jüngeren Sohnes, deckten schnell die Unbeständigkeit meines Selbstbewußtseins auf. Während ich mich voll auf ein besseres Gehen konzentrierte, vergaß ich ganz selbstverständlich Dinge. So ließ ich Schränke und Türen hinter mir offen, Lampen brennen und Wasser laufen. Dann war meine Familie verzweifelt, und immer wieder bekam ich zu hören: »Das hättest du früher nicht gemacht, du bist noch lange nicht wieder in Ordnung, wie kannst du nur!« Ich fühlte mich angegriffen, und eines Tages sagte mein Sohn zu mir: »Mutter, es will dir niemand etwas, warum bist du so aggressiv?« So verringerte sich mein Selbstwertgefühl wieder, doch ich bemühte mich, die beanstandeten Dinge zu ändern.

Nach einem zweiten und dritten Aufenthalt in der Rehabilitationsklinik ging es mir genauso wie nach dem ersten Mal. Das dort aufgebaute Selbstvertrauen reichte 3–6 Monate. Danach wurde ich wieder traurig gestimmt und fühlte mich unverstanden, denn mein Mann meinte, daß ich allein im Haus nicht fertig werden könnte. Er hatte kein Vertrauen zu mir.

Nach über einem Jahr Pause war ich im März/April 1990 wieder in der gleichen Rehabilitationsklinik. Ich kam, nicht zuletzt dank der sorgfältigen Behandlung durch den Chefarzt, mit gutem Selbstbewußtsein wieder nach Hause. Meine Konzentration auf das Gehen muß nicht mehr ganz so intensiv sein, so daß ich auch andere Dinge beachten kann. Allerdings ist eine gute Organisation des Tagesablaufes mit ausreichenden Ruhezeiten eine wichtige Voraussetzung für das Gelingen. Dann, so hoffe ich, stellt sich auch die Anerkennung ein, die ich für das Aufrechterhalten meines Selbstwertgefühls so dringend benötige.

Wenn ich meine jetzigen Erfahrungen zusammenfasse, muß die Rehabilitation auf drei Ebenen wirksam werden. Der Betroffene sollte:

- sich bemühen, verlorengegangenes Selbstbewußtsein und Selbstwertgefühl wiederzugewinnen. Der erste Schritt ist das Anerkennen der Krankheit. Dann wird er wieder Mut haben und die Geduld aufbringen, den Weg zur größtmöglichen Selbständigkeit stetig voranzugehen. Die Anerkennung seiner Fortschritte durch die Angehörigen wird ihm eine große Hilfe sein;
- lernen, seinen Körper so zu beherrschen, daß er die Glieder gezielt bewegen und ihr Dasein wieder, ohne hinzusehen, feststellen kann. Das richtige Gehen ist von allen Zielen am ehesten zu erreichen. Dies erfordert viel Geduld und den Willen, nicht aufzugeben;
- sich so oft wie möglich geistig beschäftigen, damit er die vorhandenen Möglichkeiten seines Gehirns ausschöpft, um im Leben, vielleicht auch im Beruf, wieder selbständige Aufgaben übernehmen und bewältigen zu können.

Dank

Von vielen Sachkundigen haben wir in Detailfragen guten Rat bekommen. Wir danken für die Betreuung der Bereiche Pflege Frau Maria Laudes-Mäurer, Krankengymnastik Frau Frauke Biewald, Ergotherapie Frau Hertha Dangl und Frau Cornelia von Loew, Klinische Psychologie Herrn H.-D. Kijanski und Collagen-Therapie Frau Charlotte Kollmorgen.

Besonderen Dank schulden wir Frau Dr. phil. Ingrid Hartmann für das Ausmerzen mancher Sprachnachlässigkeiten, Frau Dr. med. Dorothea Mäurer für die mehrfache Durchsicht und Frau Heidemarie Benning für die so eingehende Schilderung einer Betroffenen.

Verzeichnis von Rehabilitationseinrichtungen für Schlaganfallpatienten

Klinik Berlin
Abteilung f. neurologische
Rehabilitation an der FU
Berlin am Klinikum Steglitz
Kladower Damm 223
1000 Berlin 22

Rehabilitationsklinik Damp
2335 Damp 2
☏ (04352) 801

Rehabilitationszentrum
Kurhausstr. 81
2360 Bad Segeberg
☏ (04551) 8021 u. 802227

Haus »August Bier«
Dieksee-Promenade 9–11
2427 Malente-Gremsmühlen
☏ (04523) 3021

Neuro-orthopädisches Reha-Zentrum
Oeninger Weg 59
3040 Soltau
☏ (05191) 800-0

Diana-Klinik
Dahlenburger Str.
3118 Bad Bevensen
☏ (05821) 800 u. 80193

Neurologische Klinik Hessisch-Oldendorf
Greitstr. 18–28
3253 Hessisch-Oldendorf 1/Weser
☏ (05152) 781-0

Klinik u. Rehabilitationszentrum
Lippoldsberg e. V.
Birkenallee
3417 Wahlsburg 1 – Lippoldsberg
☏ (05572) 41-1 u. 41222

Weserbergland-Klinik
Postfach 100193
3470 Höxter 1
☏ (05271) 641 u. 64221

Marcus-Klinik
Brunnenstraße 1
3490 Bad Driburg
☏ (05253) 4011 u. 401345

Hardtwaldklinik 1
Hardtstr. 32
3584 Zwesten 1
☏ (05626) 871

Wicker-Klinik I
(Neurologische Abteilung)
Fürst-Friedrich-Str. 2–4
3590 Bad Wildungen
☏ (05621) 7921 u. 792212

Fachklinik Rhein/Ruhr
Auf der Rötsch 2
4300 Essen 18 (Kettwig)
☏ (02054) 880

Schüchtermann-Klinik
Ulmenallee 11
4502 Bad Rothenfelde
☏ (05424) 6411 u. 641562

Johanniter-Ordenshäuser
Johanniterstr. 7
4970 Bad Oeynhausen
☏ (05731) 21151 u. 22056

Rehabilitationszentrum
der Universität zu Köln
Lindenburger Allee 44
5000 Köln 41
☏ (0221) 4784040

Neurologisches Sanatorium Allner
Siegburger Str. 41
5202 Hennef 1-Allner
☏ (02242) 2763

Rehabilitationszentrum
Godeshöhe e.V.
Waldstraße 2–10
5300 Bonn 2
☏ (0228) 3811 u. 381333

Eifelhöhen-Klinik
Dr.-Konrad-Adenauer-Str. 1
5376 Nettersheim-Marmagen
☏ (02486) 710

Neurologische Klinik
Walter-Poppelreuter-Haus
Heerstraße 54/65/67
5414 Vallendar/Rhein
☏ (0261) 6405-0

Klinik Burg Landshut
Postfach 1240
5550 Bernkastel-Kues
☏ (06531) 530 u. 53103

Odeborn-Klinik
(Neurologische Abteilung)
Hinterm Schloßpark
5920 Bad Berleburg
☏ (02751) 821

Neurologische Klinik Braunfels
6333 Braunfels/Lahn
☏ (06442) 3010

Klinik Wetterau der BfA
Zanderstr. 30–32
6350 Bad Nauheim
☏ (06032) 3020 u. 302355

William-Harvey-Klinik
Am Kaiserberg 6
6350 Bad Nauheim
☏ (06032) 707952

Neurologische Klinik Bad Homburg
Tannenwaldallee 50
6380 Bad Homburg
☏ (06172) 35032

Neurologische Klinik Bad Salzhausen
Am Hasensprung 6
6478 Nidda 11
☏ (06043) 8041 u. 804214

Neurologisches Landeskrankenhaus
Liebfrauenberg
6554 Meisenheim-Glan
☏ (06753) 2011

Fachklinik St. Hedwig
Krankenhausstr. 1
6688 Illingen/Saar
☏ (06825) 4010

Ostertal-Klinik
Am Bosenberg
6690 St. Wendel
☏ (06851) 141 u. 14235

Klinik Hohenurach
Immanuel-Kant-Str. 31
7432 Bad Urach 1
☏ (07125) 1510 u. 151146

Südwestdeutsches
Rehabilitationskrankenhaus
Badstr. 21
7516 Karlsbad 1-Langensteinbach
☏ (07202) 611

Kliniken für Rehabilitation
Bergstr. 38
7517 Waldbronn
☏ (07243) 6031 u. 603208

Kliniken Schmieder
Neurologisches Rehabilitations-
krankenhaus
7704 Gailingen
☏ (07734) 8080

Neurologische Klinik Elzach
des Bundes Deutscher
Hirnbeschädigter
7807 Elzach
☏ (07682) 801-0

Schwarzwaldklinik
Im Sinnighofen 1
7812 Bad Krozingen
☏ (07633) 40501

Rehabilitationskrankenhaus Ulm
Oberer Eselsberg 45
7900 Ulm
☏ (0731) 177-0 u. 177762

Buchberg-Klinik
Wengleinstr. 20
8170 Bad Tölz
☏ (08041) 5010

Rehabilitationsklinik Loipl
8242 Bischofswiesen/
Berchtesgaden
☏ (08652) 890

Fachklinik Enzensberg
8958 Füssen – Hopfen am See
☏ (08362) 50101 u. 501211

Dieses Verzeichnis erhebt keinen Anspruch auf Vollständigkeit und entspricht dem Stand von 1989.

Adressen, die weiterhelfen können!

Für Leser in der Bundesrepublik Deutschland

Fragen zur Rentenversicherung
A- und B-Stellen der Bundesversicherungsanstalt für Angestellte (BfA) und den Landesversicherungsanstalten (LVAen)

Fragen zur gesetzlichen Krankenversicherung
Örtliche Vertretungen der Orts-, der Betriebs-, der Innungs- und See-Krankenkasse, der Bundes-Knappschaft sowie die örtlichen Vertretungen der Ersatzkassen

Fragen im Zusammenhang mit der Rehabilitation, auch:
Sozialämter der Städte und Landkreise
Gesundheitsämter: Beratungsstellen für Behinderte
Arbeitsämter

Eingliederung Behinderter in Arbeit und Beruf
Der Beauftragte der Bundesregierung für die Belange der Behinderte
Postfach 140280 (BMA)
5300 Bonn 1

Die Landesbeauftragten für Behinderte (in vier Bundesländern)

Senatsverwaltung für Gesundheit und Soziales
An der Urania 12–14
1000 **Berlin** 30

Senatskanzlei
Poststraße 11
2000 **Hamburg** 36

Ministerium für Soziales, Arbeit und Energie
Brunswikerstr. 14–22
2300 **Kiel** 1

Ministerium für Arbeit und Frauen
Franz-Josef-Röder-Straße 23
6600 **Saarbrücken**

Darüber hinaus:

Bundesarbeitsgemeinschaft f. Rehabilitation (BAR)
Walter-Kolb-Str. 9–11
6000 Frankfurt 70
Tel. 069 605018-0

Stiftung Rehabilitation Heidelberg
Bonhoefferstr.
6900 Heidelberg 1
Tel. 06221 88-0

Deutscher Caritasverband e. V.
Karlstr. 40
7800 Freiburg
Tel. 0761 200-0

Deutscher Paritätischer Wohlfahrtsverband Gesamtverband e. V.
Heinrich-Hoffmann-Str. 3
6000 Frankfurt a. M. 71
Tel. 069 6706-0

Deutsches Rotes Kreuz e. V.
Friedrich-Ebert-Allee 71
5300 Bonn
Tel. 0228 5411

Diakonisches Werk der Evangelischen Kirche in Deutschland e. V.
Stafflenbergstr. 76
7000 Stuttgart
Tel. 0711 2159-1

Zentralwohlfahrtsstelle der Juden in Deutschland e. V.
Hebelstr. 6
6000 Frankfurt a. M.
Tel. 069 430206

Arbeiterwohlfahrt
– Bundesverband e.V. –
Oppelnerstr. 130
5300 Bonn 1
Tel. 0228 66850

Selbsthilfe: Organisationen und Informationen

Bundesselbsthilfeverband Schlaganfallbetroffener und gleichartig Behinderter e. V.
Postfach 143165
4300 Essen 14
Tel. 0201 539339

Bundesverband f. die Rehabilitation der Aphasiker
Straßburger Weg 23
5300 Bonn 1
Tel. 0228 230721/236667

Reiseführer für unsere behinderten Fahrgäste (kostenlos)
Deutsche Bundesbahn Zentralstelle
6500 Mainz 1

Reiseinformationen für behinderte Fluggäste (kostenlos)
Anforderung telefonisch
Tel. 069 690-71218
Zusätzliche Informationen
Frau S. Schick-Segner
Tel. 069 690-70240

Selbstbestimmt leben mit technischen Hilfen (10 DM)
Bundesarbeitsgemeinschaft Hilfe f. Behinderte e. V.
Kirschfeldstr. 149
4000 Düsseldorf
Tel. 0211 31006-22

Autobahn-Service f. Behinderte: Schlüssel für einheitliche Schließanlage der Sanitäreinrichtungen (15 DM) über:
Club Behinderter u. ihrer Freunde e. V.
Fünfkirchener Straße 82
6100 Darmstadt
Tel. 06151-325881

Firmen für Rehabilitationsmittel, u. a.

Meyra Wilhelm Meyer GmbH
u. Co KG
Postfach 1703
4973 Vlotho

Ortopedia, Rehabilitationssysteme
Postfach 6409
2300 Kiel 14

Thomashilfen
Reha-Technik aus einer Hand
Postfach 1457/821
2700 Bremervörde

Für Leser in Österreich

Neben den Pensionsversicherungsträgern, den Landesarbeitsämtern, den Landesinvalidenämtern, den Sozialreferäten bei den Ämtern der Landesregierungen

Ludwig-Boltzmann-Institut f. Neurorehabilitation u. -Prophylaxe
Universitätsprofessor Dr. med. G. S. Barolin
Landes-Nervenkrankenhaus Valduna
6830 Rankweil Vorarlberg

Für Leser in der Schweiz

Behinderte im öffentlichen Verkehr
(Informationsbroschüren)
zu beziehen über:
SAEB-Kontaktstelle
Ulrich Bigle
Baselstr. 28/7
4142 Münchenstein

Bis zu einem Jahr ist die jeweilige Krankenkasse zuständig, danach die kantonale Alters- und Hinterbliebenenversicherung/Invalidenversicherung (AHV-IV).

Welche Bücher kann man noch lesen?

Peggy E. Jay: Hilf Dir selbst. Ratschläge für Hemiplegiker und ihre Angehörigen. Hans Huber Verlag, Bern–Stuttgart–Toronto 1981.

Hans-Christian Mäurer: Schlaganfall. Rehabilitation statt Resignation. Georg Thieme Verlag, Stuttgart–New York 1989.

R. Langton Hewer, D. T. Wade: Stroke. A practical guide towards recovery. Martin Dunitz, London 1988.

Charlotte Kollmorgen: Collagentherapie. Hans Huber Verlag, Bern–Stuttgart–Toronto 1989.

Arbeitshilfen für die Rehabilitation von Schlaganfallpatienten. Schriftenreihe der Bundesarbeitsgemeinschaft für Rehabilitation, Heft 4. Zu beziehen über: B.A.R., Walter-Kolb-Str. 9–11, 6000 Frankfurt 70.

George Simenon: Die Glocken von Bicêtre. Diogenes Taschenbuch Nr. 20678. Diogenes Verlag, Zürich. (Roman, in dem die Hauptfigur, ein Geschäftsmann, einen Schlaganfall erleidet. Beschrieben wird u. a. das zähe Ringen um die Rückkehr in die Firma.)

K. Moritz: Seelsorge an Schlaganfallkranken. Berliner Hefte 54 für Evangelische Krankenseelsorge. (Bezug über das Konsistorium der Evangelischen Kirche Berlin-Brandenburg, Bachstr. 1–2, 1000 Berlin 21)

Sachverzeichnis

Abwaschen 119
Alkohol 30, 144
– Verbrauch 62
Alter 35
Angehörige 52f, 55, 57, 76, 81, 83, 97, 99f, 102ff, 107, 109, 139
Angst 10, 53, 88, 105, 148
Ankleiden 123ff
Anschlußheilbehandlung (AHB) 57, 152
Antriebshemmung 38
Antriebssteigerung 38
Aphasie s. Sprachstörung
Armfunktion 72f
Arteriosklerose 18, 31
Asymmetrie 59
Aufmerksamkeit, Testung 86
Aufsetzen 50
Aufstehen 64
Außenseitertherapie 141
Autofahren 141
Autogenes Training 31

Badezimmer 115
Ballrollen 71
Ballspiele 147
Behandlung, medikamentöse 44, 60
Behandlungspflege 134
Behandlungsplan 59
Behandlungsteam 57
Bekleidung
– Frau 127ff
– Mann 121ff
Beruf, Wiedereingliederung 99, 101
Berufliche Rehabilitation 153
Beruhigungsmittel 145
Besuch 51ff
Bettschüsselgebrauch 46
Bewegungen
– feine 73
– Koordination 87
– Steuerung 69
Bewegungsmangel 31
Blasenentleerung 47, s. auch Kontinenztraining
Blutdruck 148
Blutfettwerte 28f
Bluthochdruck 25f, 84
Blutpfropf s. Thrombus
– verschleppter s. Embolus
Bobath-Konzept 51, 59
Bundesselbsthilfeverband 151
Bundesverband, Aphasiker 151

Cholesterin 28
Collagentherapie 91ff

Darmentleerung 123
Denken 88
Depression 89
Diabetes s. Zuckerkrankheit
Diagnostik 42ff
– Computertomographie 43
– Kernspintomographie 43
– Laboruntersuchungen 44
– neurophysiologische 61
– neuropsychologische 86
– Ultraschall 43
Diättherapie 84
Diele 116

Eigenaktivität 51, 61, 109
Eingangstür 116
Einzeltherapie 91
Eisenbahn 142
Embolus 18, 23
Empfinden 88, 90
Empfindensstörung 36, 71
Entspannungsübungen 34
Ergotherapie 69ff
– ambulant 103
Essen auf Rädern 118

Fenster 113
Fettstoffwechselstörung 84f
Fliegen 142f

Fruchtsäfte 85
Fühlen 88
Fußboden 112

Gedächtnis 87
Gefäßverkalkung s. Arteriosklerose
Gehen 65, 147
Gehirn 12 ff
– Arbeit 13
– Blutung 21, 23, 45
– Durchblutung 12, 22, 44, 146
– Hälfte 16
– Infarkt 23, 44
– Ödem 23, 40
Genußmittel 142 f
Gesprächspsychotherapie 90
Gleichgewicht 59, 64, 69
Greifen 71, 73
Grundpflege 133
Gruppentherapie 91

Halbseitenlähmung 11, 37
Handlauf 67, 116
Haushaltstraining 75
Hemiparese s. Halbseitenlähmung
Hemiplegie s. Halbseitenlähmung
Herzinfarkt 23, 27
Herzkrankheit 27
Herzschlag, unregelmäßiger 28
Herzstolpern 28
Herzvergrößerung 27
Hilfsmittel 117 ff
Hypertonie s. Bluthochdruck

Impfung 142
Inkontinenzslip 123
Intelligenz 87
Intensivstation 41 ff

Kaffee 145
Kolagetränke 85
Kontinenztraining 47, 123
Konzentrationsfähigkeit 38
– Testung 86
Körper, Zweiteilung 69
Körpermitte 64, 69 f
Körperpflege 121 ff, 130 f
– Badewanne 121
– Fingernägel 122
– Rasieren 122
– Waschen 122
– Zähneputzen 122
Körperseite 70
Körpersprache 79, 103
Krampfanfälle 38
Krankengymnastik 62 ff
– zuhause 109
Krankenpflege 46 ff, 61 f
– neurologisches Konzept s. Bobath-Konzept
Krankenversicherung, gesetzliche 152
Krankenwohnung 136
Krankheit
– Annahme 99
– Auseinandersetzung 88
– Verdrängung 53
– Verleugnung 98, 105
Krankheitsbewältigungsstrategie 88
Küche 113

Lageempfindung 74
Lagerung 47 ff
– betroffene Seite 47
– falsche 62
– gesunde Seite 48
– Rücken 47
– Umlagerung 49
Lebensaktivitäten 46 ff
Lernen 89, 97 ff
Lesen, Umblättern 120
Liebe 148 ff
Loslassen 73

Mastdarmtraining 47
Merkfähigkeit 38, 87
– Prüfung 87
Muskelschwäche 37

Nerven 160 f
Nervensystem, autonomes 17
Nikotin 29, 144
Normalgewicht 31

Operation, Halsschlagader 28, 46
Orientierungsstörungen 38

Partner s. Angehörige
Peddigrohrflechten 73
Pflege, aktivierende 61, 138
Pflegeheim 101, 138
Pille, Antibaby 30
Prävention s. Vorsorge
Psychologie, klinische 88 ff

Rauchen 144 s. Zigarettenrauchen
Reaktionsgeschwindigkeit 87
Rechtshänder 75, 119
Rehabilitation 55 ff
– ambulant 107
– Klinik 57 f
Rehabilitationseinrichtungen, Liste 160 ff
Reinigen 119
– Gemüse 119
– Küchengeräte 119
– Fußboden 120
Reizbarkeit 38
Rentenantrag 101
Rentenversicherung 152
Risikofaktoren 24 ff
Rollstuhl 135

Sauerstoffnot, Gehirn 23
Schalter 113
Schlaflosigkeit 36
Schlafmittel 145
Schlafzimmer 110 ff
Schlagadern 13
Schlaganfall 35 ff
– Alarmzeichen 36
– Frühsymptome 36
– Vorstadium 35
Schreiben
– Geläufigkeitstraining 75
– Gerät 120
– Training 75
Schreibmaschinentraining 75
Schuheputzen 120
Schulterübungen 67
Schwerbehinderung 101
– Anerkennung 101
– Hilfen 164
Schwimmen 146
Sehstörungen 37
Selbstbefriedigung 149
Selbstbewußtsein 106
Selbsthilfe 105
Selbsthilfegruppen 103, 151 f
Selbständigkeit 138
Sexualität 148 ff
Sicherheit 114
Sitzen 63 f, 67
Sonnenbestrahlung 144
Sozialarbeit 99 f
Soziales Umfeld, Wiedereingliederung 103
Sozialhilfe 154
Sozialstation 133
Spastik 59, 64, 75, 135
Sport 145 ff
Sprachstörung 37, 53, 60, 77, 79 f, 103
Sprachtherapie 77 ff
– Aktivierungsphase 81
– Aufbauphase 81
– Festigungsphase 81
– Tips für Angehörige 93 f
– ambulant 109
Steckdosen 113
Stehen 65
Stock 66,70
Streß 34
Süßigkeiten 85

Tagesklinik 137
Teamarbeit 57 f, 107
Tee 145
Telefon, Drucktasten 121
Thrombus 18, 23
Todesursachenstatistik 9
Traurigkeit s. Depression
Treppe
– Aufzug 116
– Benutzung 67, 116

Überbetreuung 105
Überforderung 90

Übergewicht 31, 84
Übungen, gymnastische 146
Unterforderung 90
Urinflasche 123
Urlaub 141 ff
Urlaubsort, Auswahl 143
Urteilsfähigkeit 87

Vergeßlichkeit 38, 89
Verhalten 31, 36, 88, 90
– Änderung 36
– soziale Umwelt 31
Verhaltenstherapie 90
Verpackungen 118
Vertrauen 104
Vorsorge 36

Wachsamkeit, Testung 86
Wahrnehmung, Prüfung 86
Wahrnehmungsstörung 69
– Oberfläche 74
– Tiefe 74
Wasserarmaturen 113
Wasserhähne s. Wasserarmaturen
Wohnungsanpassung s. Tabellen 130 ff
Wohnzimmer 112
Wundliegen 49

Zärtlichkeit 148 f
Zigarettenrauchen 29
Zucker 85
Zuckerkrankheit 28